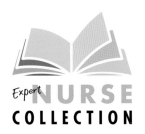

Expert
NURSE
COLLECTION

読んで動ける
心電図

著
冨田晴樹

照林社

はじめに

　看護師をはじめとする医療スタッフにとって、心電図というのは大変に身近な医療機器です。特にモニター心電図は、病院で働く看護師が、最もかかわる機会の多い医療機器ではないでしょうか。

　その一方で、看護師が最も苦手意識をもっているのが心電図といっても過言ではないと思います。私自身も、若手であったころを振り返ると、相当な苦手意識をもっていたことを思い出します。

　モニター心電図は、患者さんの生体情報をモニタリングするために必要不可欠なものです。モニタリングしている患者さんに異常が発生すれば、アラームを鳴らして異常を知らせてくれます。アラームが鳴れば、私たちはモニター心電図の波形を確認して、必要に応じた対応をすみやかに行う必要があります。その際には、アラームの原因となった波形が、どのような異常波形であるのかを判断しなければなりません。この、「アラームが鳴り、波形を判断する」という場面が、苦手意識のピークではないでしょうか。さらにその先にある医師への報告に至っては、相当の勇気を必要とします。しかし、そのような場面においては、適切な報告のうえで、すみやかに患者さんの対応をしなければなりません。私たちは医療スタッフとして、そのような場面から決して逃げるわけにはいかないのです。

　本書では、心電図に苦手意識をもつすべての医療スタッフが、心電図を理解できるようになるためのポイントを凝縮しています。入門書としても使いやすいように、基本をしっかりと押さえながら、中堅以上のスタッフでも役立つ内容を意識して構成しました。テキストとして、また、臨床でのガイドブックとして、大いにご活用いただけるものであると考えております。

　皆さんの苦手を得意に変える一冊となることを願っております。

2023年2月

さいたま市民医療センター看護部 師長
慢性心不全看護認定看護師
冨田晴樹

CONTENTS

装丁・本文デザイン：山崎平太（ヘイタデザイン）
カバーイラスト：pai
本文イラスト：山本さほ、イイノスズ、林ユミ、今﨑和広
本文DTP：明昌堂

著者紹介

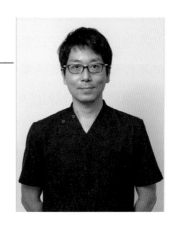

冨田晴樹
HARUKI TOMITA

さいたま市民医療センター看護部 師長
慢性心不全看護認定看護師

2009年さいたま市民医療センターに開設スタッフとして就職。開設時より循環器内科病棟に勤務し、2012年同院において心電図モニター安全管理のためのチームMonitor Alarm Control Team（MACT）を立ち上げ、現在もチーム運営に携わっている。2010年3学会合同呼吸療法認定士取得、2012年心臓リハビリテーション指導士取得。2018年慢性心不全看護認定看護師取得。そのほか、日本病院会医療安全管理者、心電図検定1級。主な著書に『心電図教えてノート─チームでモニター事故を予防する！─』（中外医学社）。

そもそも心電図は何が大切?

モニター心電図の装着＝生命にかかわる病態がある

「心電図」と一言でいっても、いろいろあるのを知っていますか？　私たちナースが「心電図」と聞いて最初に思い浮かべるのは「モニター心電図」ではないでしょうか？　しかし、「モニター心電図」はいろいろな種類の心電図の1つでしかなく、ほかに12誘導心電図やホルター心電図、運動負荷心電図などがあります(**図1**)。

私たちが臨床で、ナースとして患者さんにかかわるうえで最初に理解しなければならない心電図は、やはり「モニター心電図」でしょう。まずは、そのモニター心電図について理解していきましょう。

モニター心電図を装着する最大の目的は、患者さんの生命にかかわる生体情報をモニタリングすることです。つまり、**モニター心電図を装着している患者さんは生命にかかわる病態を抱えている** ということです。

図2のように、モニター心電図は電極を3つ貼るだけで手軽に心電図波形を確認することができます。気軽に装着できるがゆえに、あまりに気軽に使用されている場面を多くみかけます。必要な知識をもたずに、「とりあえず装着」と感覚的に使用していることが多いのではないでしょうか。

それは大変に危険なことです。

モニター心電図には必ずアラーム設定があります。異常が発生した際にアラームを鳴らして知らせることが、モニター心電図を装着する最大の目的です。しかし、気軽に感覚的に使用していることで、アラームが鳴り続けているのに気にしなくなることがあります。本来、医療機器がアラームを鳴らすということは、患者さんに危機が迫っているということです。**モニター心電図のアラームも患者さんに危機が迫っている**ことを意味します。

運動負荷心電図
主に運動などで負荷をかけて、心拍数を増加させた状態で心電図をとる。

図1 主な心電図の種類

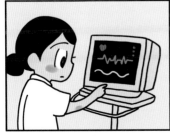

モニター心電図

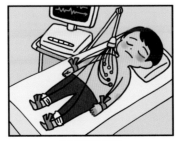

12 誘導心電図

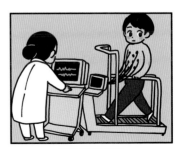

運動負荷心電図

1

図2 モニター心電図のしくみ

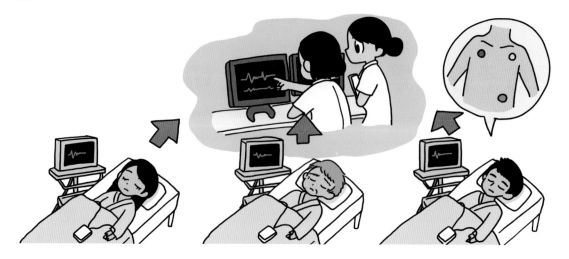

　私たちはアラームが鳴った際に、患者さんにどのような危機が迫っているのかをモニター心電図波形から読み取る必要があります。そして、そこに対して適切な対応をする必要があるのです。

　「いつもアラームが鳴っているから」とアラームを無視することはありませんか？　それは、**「助けて」という患者さんの声を無視している**ことになります。**医療従事者として、ナースとして、助けを求める患者さんの声に応えましょう。**

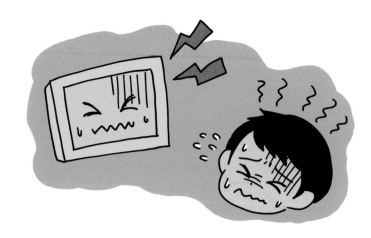

モニター心電図で
異常がみられたときの報告

報告は「SBAR」で行うのが原則

「心電図は得意」「心電図は任せて」という方はどのくらいいるでしょうか？「心電図って難しい」「アラームが鳴っても波形がわからない」「とりあえず様子見ていいかな……」と思うことが多いのではないでしょうか？

それは多くのナースが感じることですが、正しいことではありません。まずは、異常なのか、異常ではないのか。報告するべきか、様子を見てよいか。その判断ができるようにならなければなりません。モニター心電図はスタッフステーションに常設されており、私たちナースはそこから逃げることはできないのです。では、どうしたらよいのでしょう？

当然ですが、異常時には医師に報告をする必要があります。しかし、多くのナースが医師への報告に苦手意識をもっているのではないかと思います。「先生、○○さんが先ほどから頻脈なのですが……」といった報告をよく見聞きしますが、この報告は正しいでしょうか？　もしかしたら、この報告を受けた医師は、「頻脈だからどうしたの?」「僕に何をしてもらいたいの?」と思うかもしれません。そして、「とりあえず様子を見ておいて」という指示を出すかもしれません（図1）。

しかし、モニター心電図からはアラームが鳴り続けている……この状況は**患者さんの危機を無視する**ことになる最悪のパターンです。

モニター心電図に限らず、報告には正しい方法があります。**報告はSBAR(エスバー)で行うのが原則**です（図2）。

これなら報告された医師もナースがどうしてほしいのかがわかり、すみやかな対応ができます。

具体的な SBAR の報告例を**図3**に示します。

図1 よくみる報告の例

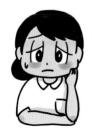
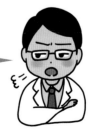

先生、さっきから脈が速いのですが……

とりあえず様子を見ましょう

苦しそうだけど……
様子見ろって言われたし……

図2 SBAR

S	Situation（シチュエーション：状況） 患者さんに何が起こっているのかを簡潔に伝える。	A	Assessment（アセスメント：判断・考え） 何が問題だと思うのか、自分の考えや判断を伝える。
B	Background（バックグラウンド：背景・経過） 状況を理解するのに必要な情報を伝える（できごとに関する経過や患者さんの既往など）。	R	Recommendation あるいは Request（リコメンデーション・リクエスト：提案・依頼） どうしてほしいのか提案・依頼する。どうしたらよいのか指示を受ける。

図3 SBARの報告の例

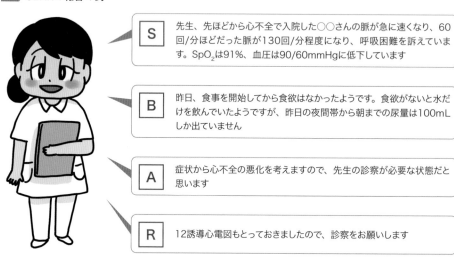

S 先生、先ほどから心不全で入院した○○さんの脈が急に速くなり、60回/分ほどだった脈が130回/分程度になり、呼吸困難を訴えています。SpO$_2$は91％、血圧は90/60mmHgに低下しています

B 昨日、食事を開始してから食欲はなかったようです。食欲がないと水だけを飲んでいたようですが、昨日の夜間帯から朝までの尿量は100mLしか出ていません

A 症状から心不全の悪化を考えますので、先生の診察が必要な状態だと思います

R 12誘導心電図もとっておきましたので、診察をお願いします

それは心不全が悪化したのかもしれないですね。報告ありがとうございます。すぐに行きますね

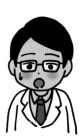

　どうでしょうか？　図1ではナースが状況を伝えたけれども、医師は「様子を見て」で終わってしまいました。それは SBAR の「S」、つまり状況だけしか伝えなかったことが原因かもしれません。図3では SBAR に沿って患者さんの状況を的確に伝え、医師にどうしてもらいたいのかまで伝えることで、情報共有がしっかりと行えています。そして、SBAR のなかに血圧や脈拍の循環動態はもちろんのこと、ナースとしてのアセスメントを入れることで、報告を受けた医師は、より状況を的確にとらえることができるようになるのです。

　これは相手が医師でなくても同様です。先輩や上司、同僚への報告であっても、SBARで報告が必要です。そのためには、「とりあえず報告」したのではダメということですね。**まずは、自分がしっかりと今の状況をアセスメント**し、頭のなかで整理をしたうえで正しい報告を行い、正しい情報共有をすることが患者さんを救うポイントになります。

心電図を
読むための
基礎知識

心臓のしくみとはたらき

　心臓は、私たちの意識とは無関係に動き続けます。呼吸も普段は意識せずにしていますが、意識すれば止めることができます。しかし、心臓は意識的に動きを調整することはできません。

　では、どのように動いているのか。それは、刺激伝導系という心臓だけに存在する特殊な組織によるのです。

刺激伝導系

　心臓は筋肉の塊です。この筋肉が収縮することで、全身に血液を送り出すポンプの役割を果たしています。**筋肉は、電気が流れると収縮する性質**があります。心臓の筋肉を動かすための電気刺激を発生させ、心臓に伝達するのが**刺激伝導系**です。

　刺激伝導系は**図1**に示すように、次のような伝導路により構成されています。

洞結節→房室結節→ヒス束→右脚・左脚→プルキンエ線維

　正常な刺激伝導系では、**洞結節から1分間に60〜90回程度の規則的な電気信号が発生**します。この電気信号は、順序よくプルキンエ線維まですみやかに流れていきます。この電気信号により、心臓は私たちが意識しなくても規則的に収縮して血液を送り出し続けるのです。

> ここが**ポイント!**
>
> 刺激伝導系の正常な電気信号は洞結節から1分間に60〜90回程度発生

図1▶刺激伝導系

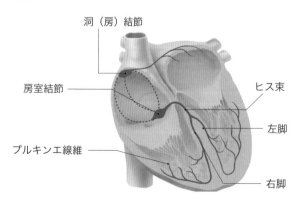

洞（房）結節

房室結節

プルキンエ線維

ヒス束

左脚

右脚

自動能

刺激伝導系には、**自動能**と呼ばれる機能が備わっています。これは、脳からの指令とは関係なく、**独立して刺激を発生させる**刺激伝導系の能力です。**自動能は刺激伝導系のどの部位にも備わっていますが、下位にいくほど刺激の発生能力は低下します。**また、**自分よりも上位の部位から発生した刺激があるときは、自らの自動能は発揮せずにひたすら上位の刺激に従います。**

普段は、トップに君臨する洞結節が60〜90回/分のリズムで刺激を発生させ、刺激伝導系のすべての部位がそれに従います。それにより、私たちの心拍数は安静時には60〜90回/分でコントロールされています。しかし、何かの理由で洞結節からの刺激発生がないと、下位の刺激伝導系が自動能により動き出します。

自動能の能力は、房室結節とヒス束を合わせた房室接合部で30〜40回/分程度、さらに下位になれば10〜20回/分程度となります(**図2**)。下位の自動能は、あくまでも洞結節からの刺激が届かなかったときの保険のようなものですので、このような徐脈が持続すると、心不全をはじめとした悪影響が出てきます。

ここが ポイント!

自動能のしくみ

- 脳の指令からは独立して刺激を発生させる
- 刺激伝導系のどの部位にも備わっている
- 刺激伝導系の伝導順路の下位ほど刺激の発生能力は下がる

ここが ポイント!

洞結節が発生させる刺激のリズムは60〜90回/分

図2 刺激伝導系のリズム

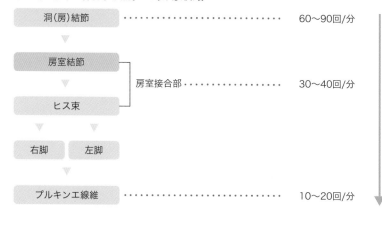

刺激伝導系(特殊心筋)の伝導順路　　**刺激伝導系のリズム**

洞(房)結節 ……… 60〜90回/分
↓
房室結節 ┐
　　　　 ├ 房室接合部 ……… 30〜40回/分
ヒス束 　┘
↓
右脚　　左脚
↓
プルキンエ線維 ……… 10〜20回/分

下位にいくほど自動能は弱くなる

COLUMN

洞結節は看護師長?

私は日ごろから「刺激伝導系の自動能」は病棟に似ていると思っています。例えば、洞結節は師長、房室結節は係長、ヒス束は主任、右脚・左脚はチームリーダー、プルキンエ線維は部屋もち看護師といった具合です。病棟では、師長が指示を出して業務運営を管理します。師長が不在時は、係長が指示を出します。師長も係長も不在であれば、主任が指示を出します。「刺激伝導系の自動能」はこうした病棟の役割にとてもよく似ています。

洞結節が何かのはずみで正常に動かなくなった場合には、房室結節が指揮をとる。洞結節も房室結節も動かなければヒス束以下が動き出します。そうして、指揮命令系統の安全を確保するところが病棟のようだと思いませんか?

心周期

心臓は収縮して血液を送り出すポンプですが、血液を心臓にためるために拡張します。**「拡張して血液をためる→収縮して血液を送り出す」、この拡張と収縮が心臓の1回の拍動**ということになります。これを心周期といいます。心周期は厳密には次の5つに分けられます。

①心房収縮期

洞結節からの刺激が心房に伝わり、心房収縮が起こることで、「⑤充満期」が終わった後、心房に残っていた血液が心室に送られます。

②等容収縮期

刺激が、房室結節→ヒス束→右脚および左脚→プルキンエ線維と伝わり、心室が収縮しはじめ、心室の圧が上がります。心室の圧が上がることで、僧帽弁と三尖弁が閉じます。

③駆出期

さらに心室が収縮し、全身に血液が送られます。血液を送り出した後は、大動脈と肺動脈の圧が、左心室と右心室の圧よりも高くなるため、大動脈弁と肺動脈弁が閉じます。

④等容拡張期

収縮が終わり、拡張が始まります。この時期は、すべての弁が閉じて心房に血液が流れ込んできます。

⑤充満期

心室がさらに拡張して、心房から心室に血液が吸い込まれます。充満期の心室の拡張で、心房内の血液の8割程度が心室に吸い込まれます。

心周期と心電図の関係を**図3**に示します。
もし、心周期を厳密に5つに分けて考えるのが難しい場合は、**図4**のように3つに分けてイメージするとわかりやすいでしょう。

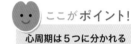
ここが ポイント！

心周期は5つに分かれる

①心房収縮期
②等容収縮期
③駆出期
④等容拡張期
⑤充満期

COLUMN

タイミングを外せない心周期

心臓は1回の拍動で80mLほどの血液を拍出します。これを1分間に60回繰り返し、およそ5Lの血液を1分間に循環させるのです。この血液の拍出は、心周期が正常であることがとても大切です。

心周期は簡単に言えば、血液を「ためる」→「押し出す」を繰り返すことです。心周期のタイミングがずれてしまうと、血液がしっかりたまっていないのに押し出すことになります。図3で心周期と心電図の関係を示しましたが、P波、QRS波、T波が整っている心電図では、心周期も整っているわけですね。したがって、心房細動のようにP波がない心電図波形では、心周期の心房収縮期がないということになり、効率的な心拍出にならないため、洞調律に比べて、非効率的な収縮になってしまうのです。詳細は心房細動の項で説明します。

図3 心周期と心電図の関係

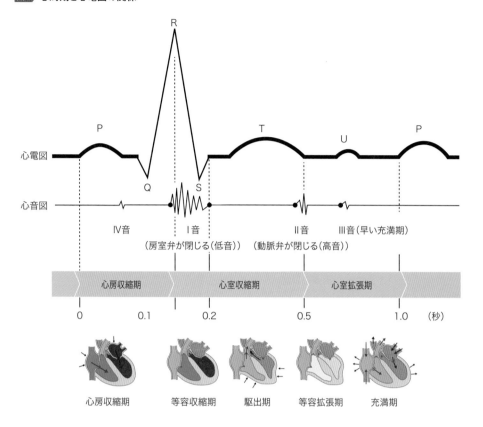

図4 3つに分けて覚える心周期

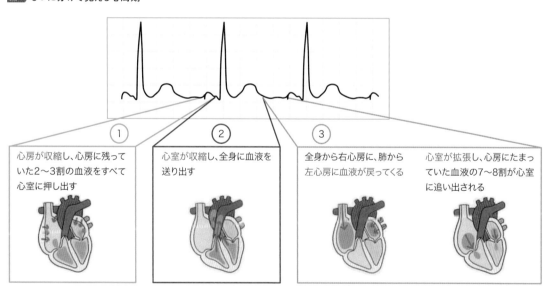

① 心房が収縮し、心房に残っていた2～3割の血液をすべて心室に押し出す

② 心室が収縮し、全身に血液を送り出す

③ 全身から右心房に、肺から左心房に血液が戻ってくる

心室が拡張し、心房にたまっていた血液の7～8割が心室に追い出される

心電図の読み方

心電図波形の意味

　心電図の基本波形は図1のようにP波、QRS波、T波の3つの波に分けられます。波のない平らな部分を基線といいます。また、QRS波は基線から少し下向きのQ波、そこから上向きとなった頂点のR波、そこから下に向かい基線から少し下に飛び出したS波から成りますが、QRS波として1つの波で考えられることが多いです。S波が基線に戻る点をJ点といい、12誘導心電図での評価の際に重要となります。

　P波は、**心房の興奮**を表します。

　QRS波は、**心室の興奮**を表します。

　T波は、**心室が興奮から回復していく過程**を表します。

　全身に血液を送るのは、心室の収縮です。その心室に流れる電気刺激を表しているのはQRS波ですので、**QRS波が心拍数として数えられます**。QRS波の幅を表すQRS時間は0.06〜0.10秒ですが、刺激伝導系の異常で左心室と右心室の興奮にずれが生じると、0.10秒以上の幅広のQRS（wide QRS）となります。

ここが ポイント！

3つの基本波形が表すもの
- P波
  →心房の興奮を表す
- QRS波
  →心室の興奮を表す
- T波
  →心室が興奮から回復していく過程を表す

ここが ポイント！

QRS波は心拍数として
カウントされる

図1 心電図の基本波形

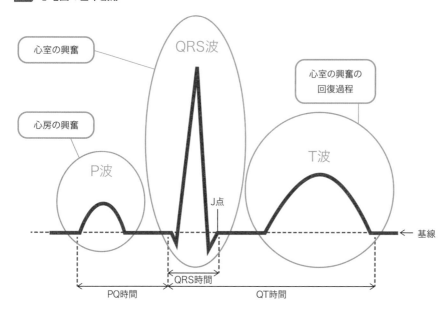

T波は、心室の興奮からの回復を表す波形です。Q波からT波の終わりまでの時間をQT時間といいます。心臓の収縮力低下や、薬剤などの影響によってQT時間が延長することがありますが、**QT時間延長は致死的不整脈の原因**となることもありますので、発見した際には対応が必要となります。

モニター心電図は主に、心拍数を数えることと、不整脈が出ているかどうかを判断することを目的として装着します。

心拍数のカウントは、QRS波とQRS波の間隔（**RR間隔**）からコンピューターが心拍数を計算して画面に表示します。モニター心電図は、QRS波のように見えるものはすべてQRSだと思ってしまいます。ノイズやT波が高い場合などは、これらをQRS波だと認識してしまい、誤った心拍数を表示することがあります。表示されている心拍数と実際の波形が明らかに異なる場合、プリントして実測するのが確実です。

プリントされた心電図には、必ずスケール（マス目）がついています。これにより心拍数を数えることができます。

図2のように、心電図には大きなマス目と小さなマス目がついており、大きなマス目は0.2秒となります。したがって、大きなマス目が**5マスで1秒**となります。5マスごとにQRS波が出ていれば、心拍数は60回/分ということになります。

心拍数は1分間の拍数ですので60回/分のように表記します。しかし、実臨床ではbpm（beats per minute）と英語表記の略語で表記することがほとんどですので覚えておくとよいでしょう。

😊 ここが **ポイント！**

QT時間

- Q波からT波の終わりまでの時間を指す
- 心臓の収縮力低下や、薬剤などの影響より延長することがある
- QT時間延長は致死的不整脈の原因となることもある

😊 ここが **ポイント！**

モニター心電図を装着する目的

- 心拍数を数えること
- 不整脈が出ているかを判断すること

図2 洞調律と各波の名称

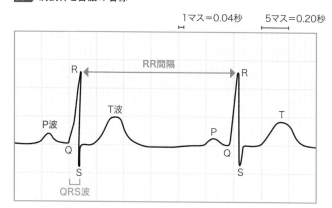

1マス＝0.04秒　　5マス＝0.20秒

RR間隔

R　　　　R

P波　T波　　P　T

Q　　　Q

S　　S

QRS波

COLUMN

その心拍数、本当に合っている？

モニター心電図でTachycardia（頻脈）アラームや、Bradycardia（徐脈）アラームが鳴ったときに、そのアラームが本当に正しい心拍数を示すアラームであるか、皆さんは確認していますか？

p.16の「モニター心電図の管理のしくみと管理のポイント」で説明していますが、モニター心電図の機械はQRS波に似ているノイズなどの波形をQRS波だと思って誤カウントしてしまうことがあります。

逆にQRS波が小さすぎると、カウントしないこともあります。そのような状況では、誤カウントに伴う偽りのアラームが鳴ってしまうのです。アラームが鳴ってモニターを確認した際に、どうも実際の心拍数と相違がありそうなときには、心電図のマス目を確認して実際の心拍数を確認することも大切になります。

心電図の基本波形

　心電図の基本波形は、洞結節が出す規則的な刺激（1分間に60〜90回）に従ってP波、QRS波、T波が出現する**洞調律**（sinus rhythm：SR）です。洞調律はすべての波形の基本ですので、ここが理解できなければすべての波形は理解できません。洞調律を理解するポイントは3つだけです（**図3**）。「3つのポイント」の要件を満たせば洞調律ですので、しっかり理解しましょう。この「3つのポイント」は本書の随所に出てきますので、おさえておいてください。

図3　心電図を読むための3つのポイント

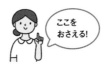

ここを
おさえる！

Point 1

RR間隔が一定

●RR間隔とはQRS波とQRS波の間隔です。これが一定間隔であるか（正常）、バラバラの間隔であるか（不整脈）が洞調律かどうかの決め手です

Point 2

P波がある

●P波の有無を確認します

Point 3

P波とQRS波がつながっている

●P波とQRS波が連続しているかを確認します

この3つのポイントがそろえば、
洞調律

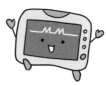

╲ 実際の波形で見てみると… ╱

Point 1 ▶RR間隔が一定

Point 2 ▶P波がある　　　**Point 3** ▶P波とQRS波がつながっている

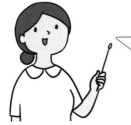

ここで大事なのは、
❶❷❸のポイント以外は考えないこと。
"心電図波形の形"も気にしない！

同じ洞調律でも、患者さんごとに形が異なります。形の違いが気になるとは思いますが、モニター心電図では原則として形は気にしないことが重要です。波形は同一の患者さんであっても、**電極の位置が少しずれただけで形が大きく変わってしまいます**ので、患者さんごとに形が異なるのは当然なのです。

ただし、**同じ状況（姿勢や電極の位置に変化がない）にもかかわらず突然波形が変化した場合は、患者さんに異常が起こっている可能性があります。**その場合は、モニター心電図波形でのアセスメントではなく、**必ず12誘導心電図をとる必要があります。**

モニター心電図では、1人の患者さんにつき、1つの波形しか表示しません。心電図異常の詳細を知りたい場合は12誘導心電図が必要となりますが、12誘導心電図は継続的にモニターすることが困難です。そのため、長時間装着するのに適しているモニター心電図を装着しますが、**情報量が少ないため、心拍数と不整脈の確認程度しかできないのです。**

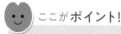
心電図の使い分け

☐ **12誘導心電図**
● 心電図異常の詳細がわかる
● 継続的なモニターは困難
☐ **モニター心電図**
● 長時間装着するのに適している
● 把握できるのは心拍数と不整脈の確認程度と情報量が少ない

12誘導心電図のしくみ

モニター心電図のしくみを理解するためには、先に12誘導心電図の基本的なしくみを理解する必要があります。

その名のとおり、12誘導心電図では12個の波形を記録することができます。これは、12方向から心臓を監視しているということです。異常がある部分の波形に変化が出るため、心臓のどのあたりに異常があるのかを予測することができるので臨床では重宝される検査です。

12誘導心電図は、四肢に装着した4つの電極から得られる**6波形（四肢誘導）**と、胸部に装着した6つの電極から得られる**6波形（胸部誘導）**に分けられます（図4）。

COLUMN

しつこいようですが、3つのポイント！

心電図波形を読み解こうと波形を見たものの、「こちらの波形とあちらの波形の違いって何だろう？」「形が違うのは、異常があるから？」「何か不整脈が出てるのかな？」「STが上がったり下がったりしてる？」「本を見たら何か載ってるかな？」と試行錯誤していませんか？　そして結局、よくわからないという経験をしたことはありませんか？

なぜわからないのかというと、それは、モニター心電図を読み解くときに考えないほうがよいことを考えてしまっているからです。モニター心電図では、必ず図3の「心電図を読むための3つのポイント」を確認するようにします。本文に記載してあるとおり、モニター心電図の波形は、ちょっとしたことで形が変わってしまいます。したがって、形ではなく「3つのポイント」を意識するようにしましょう。モニター心電図は簡易的に1人の患者さんに対して1つの波形を出しているものです。あくまでも、心拍数の確認と、ある程度の不整脈を判読する材料くらいの情報しか得られないのです。

一方で、12誘導心電図は多くの情報を得ることができます。その情報量はモニター心電図の比ではありません。モニター心電図で3つのポイントから逸脱する異常があった場合、詳細を把握するために12誘導心電図をとって確認するというのが、臨床で必要となる対応です。

図4 四肢誘導と胸部誘導

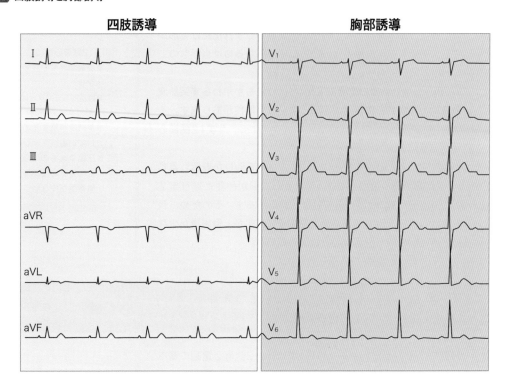

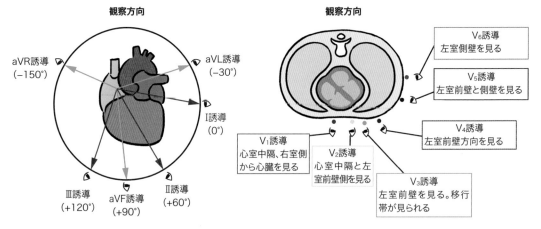

■ 四肢誘導

　四肢誘導は、心臓を左肩（aVL）～左（Ⅰ）～左下（Ⅱ）～下（aVF）～右下（Ⅲ）～右肩（aVR）と6方向から監視します（**図5**）。

　しかし、心臓の前面を監視することはできないため、心臓の前面を監視するために胸部誘導が必要となります。

■ 胸部誘導

　胸部誘導は図4のとおり、装着した電極がそのまま監視する目となります。6個の電極を装着するので、6方向から心臓の前面～側面にかけて監視することができます。

　胸部誘導は電極の装着部位が厳密に決まっており、正確に電極を装着しないと正しい波形を記録できません。正しい電極装着部位は**図6**のとおりです。

図5 四肢誘導

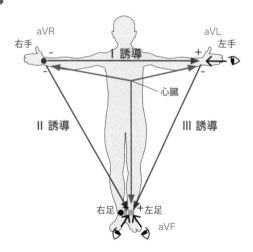

図6 胸部誘導の正しい電極装着部位

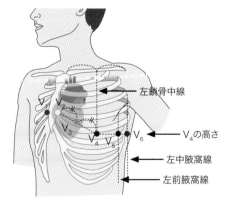

V₁誘導	赤	第4肋間胸骨右縁
V₂誘導	黄	第4肋間胸骨左縁
V₃誘導	緑	V₂とV₄の中間
V₄誘導	茶	左鎖骨中線第5肋間
V₅誘導	黒	左前腋窩線上V₄と同じ高さ
V₆誘導	紫	左中腋窩線上V₄と同じ高さ

モニター心電図の管理のしくみと管理のポイント

　すでに述べたように、モニター心電図はQRS波を認識して心拍数を計算します。しかし、P波、QRS波、T波をそれぞれ認識しているわけではなく、**最も大きな波をQRS波であると認識するように設定されているので**す。したがって、QRS波が小さかったり、QRS波と同等の高さの波があったりすると、それらを誤認識して誤った心拍数を表示してしまいます。

　また、記憶したQRS波と異なる形の大きな波を心室期外収縮（PVC）と認識するように設定されているので、ノイズが連続して混入すると、それらを連続したPVCと認識して心室頻拍（VT）としてアラームを鳴らしたりするのです。

　誤認識がなく、見た目もP波、QRS波、T波がしっかり認識できる波形を出すためには、正しい位置に電極を貼る必要があります。そもそも、**一般的に認識されているモニター心電図の3点誘導は、12誘導心電図のⅡ誘導の波形を出すためのもの**です。個人差はありますが、一般的に12誘導心電図の波形のなかで、P波、QRS波、T波が一番きれいに認識できるのはⅡ誘導です。

　なぜならば、心電図は向かってくる電気刺激を正面で受け止めるのが得意だからです。洞結節から発生した刺激は**図7**に示すような方向に流れていきます。この刺激の流れる方向を**ベクトル**といいますが、この**ベクトルを最も正面で受け止めているのはⅡ誘導**であるのがわかると思います。よって、一般的にⅡ誘導で最もはっきりしたP波、QRS波、T波の波形を得ることができるのです。

ここがポイント！

モニター心電図の波形の認識

最も大きな波をQRS波と認識する

ここがポイント！

心室頻拍（VT）

● 幅の広いQRS波（wide QRS波）が連続する特徴をもつ致死的不整脈
● RR間隔はほぼ等間隔
● P波は確認できない
● 脈が触れない時点で心停止の状態になる

LINK 心室頻拍（VT）　p.72

ここがポイント！

12誘導心電図のⅡ誘導

最もはっきりしたP波、QRS波、T波の波形を得ることができる

図7 心臓の電気軸と興奮ベクトル

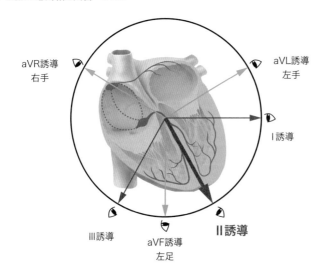

aVR誘導　右手
aVL誘導　左手
Ⅰ誘導
Ⅲ誘導
aVF誘導　左足
Ⅱ誘導

誘導方法

通常の3点誘導法では、Ⅱ誘導に近似した波形を得ることができますが、「何となくこのへん」と電極が装着されていることがほとんどです。

図8に推奨される電極装着位置を示します。刺激伝導系のベクトルを緑電極が正面で受け止められる位置に電極を貼ります。野球で例えるなら赤電極はピッチャー、緑電極がキャッチャーのようなイメージです。黄色電極は家電製品のアースの役割ですので、わかりやすく赤の対極に貼ります。緑電極の位置がずれると、赤電極ピッチャーの投げた球を緑電極キャッチャーが受け止められなくなってしまうのです。

図9に3点誘導の推奨される装着位置と、不適切な装着位置を示します。推奨される装着は①です。②では、緑電極の位置が上方に位置するために刺激伝導系のベクトルからずれてしまい、Ⅱ誘導の波形に近似しなくなってしまいます。③では赤電極が大胸筋の上に装着されているため、大胸筋の筋電図が混入しやすくなってしまいます。

何となく②や③の位置に装着していませんか？　特に③は、大胸筋の筋電図により、「頻脈：Tachy」や「心室頻拍：VT」などの偽アラームが鳴り続けることがあります。電極位置を正しくするだけで、そうしたむだなアラームを大幅に削減することができます。

図8 ▶ 3点誘導の電極装着位置

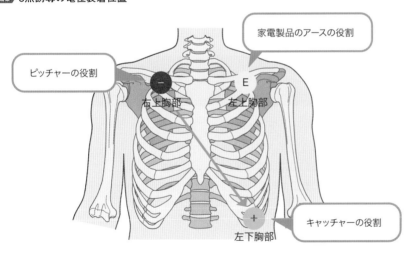

家電製品のアースの役割

ピッチャーの役割

－
右上胸部

E
左上胸部

キャッチャーの役割

＋
左下胸部

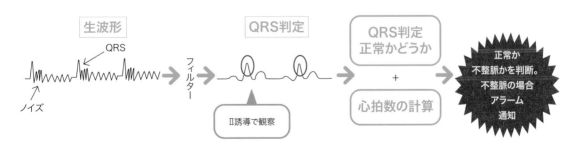

生波形

QRS

ノイズ

フィルター

QRS判定

Ⅱ誘導で観察

QRS判定
正常かどうか

＋

心拍数の計算

正常か
不整脈かを判断。
不整脈の場合
アラーム
通知

図9 3点誘導の推奨される装着位置と不適切な装着位置

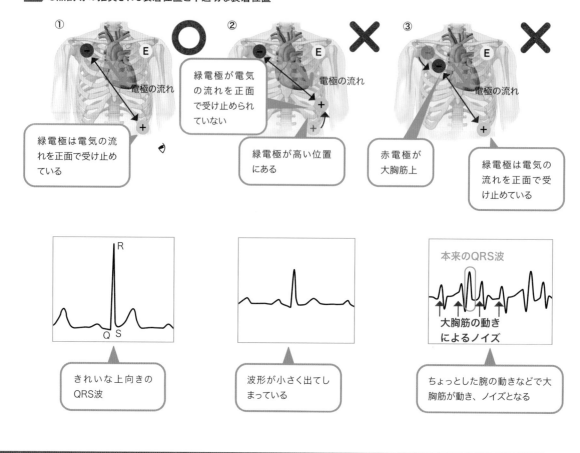

① 緑電極は電気の流れを正面で受け止めている

② 緑電極が電気の流れを正面で受け止められていない / 緑電極が高い位置にある

③ 赤電極が大胸筋上 / 緑電極は電気の流れを正面で受け止めている

きれいな上向きのQRS波

波形が小さく出てしまっている

ちょっとした腕の動きなどで大胸筋が動き、ノイズとなる

QRS波の幅

　心電図を見るうえで最も重要な波はQRS波です。このQRS波は、幅が狭いか広いかによって、注意すべき視点が変わります。特に注意すべきは、**QRS波の幅が広い場合(wide QRS)**です。図10に通常の幅が狭いQRS波(narrow QRS)とwide QRSの波形を示しました。

　wide QRSではどこに注意するべきなのか。それは、wide QRSでは心臓が収縮して押し出す血液量(1回拍出量)が減少するということです。narrow QRSでは左脚と右脚に同時に電気刺激が流れるので、左心室と右心室は同時に収縮します。しかし、wide QRSでは、左右の心室の刺激伝導路のどちらか一方が途絶していることで、電気が流れた側の心室が先に収縮し、その刺激が徐々に反対側の心室に伝わり収縮する2段階の収縮となるのです。有効に血液を送り出すには左右同時に収縮することが理想的で、2段階収縮になっているwide QRSでは、有効な心拍出が得られず循環血液量が減少します。そのため、血圧低下や循環障害の原因となるのです。

　wide QRSでも、心拍数が正常範囲内であれば短期的には問題ないことがほとんどですが、長期にわたってその状態が続くと心臓の機能を低下させることもあります。また、頻脈の場合は短期的にも循環障害が発生し、時に危機的となることもあります。徐脈でも、有効な循環を得られず危機的な状況となることがありますので、wide QRSには注意が必要です。

図10 narrow QRSとwide QRSの違い

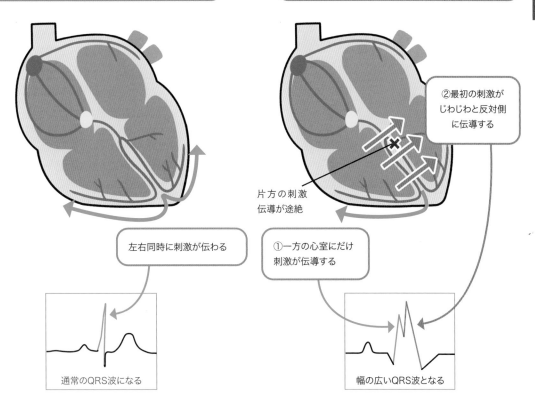

①narrow QRS

②wide QRS

②最初の刺激が
じわじわと反対側
に伝導する

片方の刺激
伝導が途絶

左右同時に刺激が伝わる

①一方の心室にだけ
刺激が伝導する

通常のQRS波になる

幅の広いQRS波となる

COLUMN　たかが電極位置？

　モニター心電図のアラームは、「頻脈」「徐脈」といった生体情報に関する「バイタルアラーム」と「電極外れ」や「ノイズ」に関する「テクニカルアラーム」に分けられます。アラームの半数近くはこの「テクニカルアラーム」によるもので、ノイズによる「テクニカルアラーム」の大半が「筋電図」です。

　心電図は心筋が収縮する際に発生する電気刺激を形にしたものです。当然、電極近くの筋肉が電気を発生すれば、それを拾って心電図上に表記してしまいます。それが「筋電図」です。

　多くの臨床現場では、なんとなく電極が貼られていることが多いように思います。すると図9のように、赤電極が大胸筋上に貼られ、歯磨きなどのたびに大胸筋の筋電図を拾ってしまいます。それが間違って解析されてアラームが発生します。その数は、1日数千件にも及ぶ場合があり、これはほぼ1日中アラームが鳴っている状況です。

　たかが電極位置、されど電極位置です。正しい電極位置を意識することはとても大切ですね。

モニター心電図のアラーム管理

　モニター心電図は、患者さんに異常が発生していると推測される状況でアラームが発生するように設定されています。しかしながら、このアラーム設定は明確な基準があるわけではなく、根拠のない設定となっていることが大変多い状況です。

　根拠のないアラーム設定は、アラームのむだ鳴りの原因となります。みなさんはモニター心電図アラームが鳴ったときに、すべてのアラームに対応していますか？　アラームは、患者さんが助けを求めるサインです。けれど、**あまりに鳴り続けるために、環境音化してしまい、アラームが鳴っても反応しなかったり、画面を見ることもなくなってしまったりといった状況がどの病院でも見られています。これは危機的な状況です。**

　私たちナースが、患者さんの助けを求める声に応えるためにどうすればよいのでしょうか。ポイントは「**誘導変更**」と「**必要性の検討**」です。

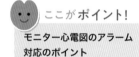

ここが **ポイント！**

モニター心電図のアラーム
対応のポイント

● 誘導変更
● 必要性の検討

ポイント①

誘導変更

　モニター心電図の電極位置はⅡ誘導が基本となりますが、浮腫の強い場合や、心嚢液が貯留している場合、または心臓の収縮力が著しく低下している場合など、患者さんの状態によってはⅡ誘導できれいな波形を得られないこともあります。**図1**は浮腫が強く、通常の3点誘導（Ⅱ誘導）ではQRS波が非常に小さくなってしまった波形（低振幅波形：ローボルテージ波形）です。

　このような波形では、モニター心電図がQRS波を認識できずに心拍数を少なく表示して「徐脈：Brady」アラームが鳴ったり、場合によっては心拍数をゼロとカウントして「心静止：Asystole」アラームが鳴ったりします。逆に、ちょっとしたノイズをQRS波と感知してしまい、「Tachy」アラームが鳴ったりすることもあります。

図1 低振幅波形：ローボルテージ波形

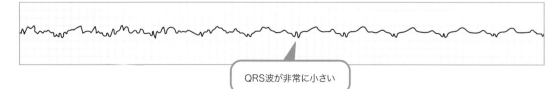

QRS波が非常に小さい

多くの場面で倍率を上げて対応していることがありますが、これは推奨されません。**倍率を上げても見た目が大きくなるだけで、モニター心電図の誤認識は解決しません。**また、ノイズも大きくなるため、よけいに波形判読が困難となることもあります。偽アラームは鳴り続けてしまいます。

先に述べたように、モニター心電図のアラームは、患者さんの「助けて」という声です。しかし、モニター心電図の誤認識による偽アラームが増えると、ナースは「どうせ偽アラーム」と考えて反応しなくなり、アラーム音は環境音化してしまいます。こうした環境が原因の医療事故も多発しています。本当のAsystoleアラームを「どうせ偽アラーム」と思い込み、対応できなかった事例など、致死的な事故も発生しています。

では、どのような対応がよいのか？　推奨されるのは**誘導変更**です。電極の位置を調整することで、Ⅱ誘導以外の波形に近似した波形をモニター心電図に出すことができます。**図2**は電極位置を変更し、「NASA誘導」に変更した事例です。

通常の3点誘導ではQRS波が小さいローボルテージ波形だったので、12誘導を確認してみると、やはりⅡ誘導がローボルテージです。そこで、V_2誘導に注目します。V_2誘導はQRS波の形は基本波形であるⅡ誘導とは異なり、下向きが特徴的な波形ですが、P波もQRS波もT波もしっかりと確認できる誘導です。

図2 ▶ NASA誘導への変更例

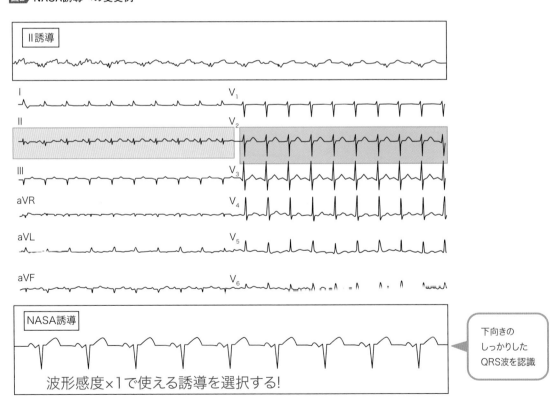

下向きの
しっかりした
QRS波を認識

モニター心電図は一番大きな波形をQRS波として認識しますが、上向きでも下向きでも大きければしっかりと認識してくれます。図2に示した「NASA誘導」では、下向きのしっかりしたQRS波を確認することができます。P波やT波もしっかり認識できますね。これで倍率は1倍のまま、ノイズを誤認識してTachyアラームを鳴らしたり、QRS波を認識せずBradyアラームを鳴らしたりしなくなります。

いくつか代表的な誘導変更を次頁の**図3**に示します。

誘導変更はうまく使うとアラームを削減でき、波形もしっかり確認できるようになる大変効果的な対応です。ただし、注意が必要です。**誘導変更すると波形が変わります**。誰にも知らせずに自分1人の判断で実施すると、誘導変更したことを知らない主治医やほかのスタッフが、「波形が変わった！」と慌ててしまうかもしれません。**誘導変更はしっかりと情報共有したうえで行うようにしましょう**。情報共有の一例を示します。

図4は当院で行っている対策です。現在の誘導が何であるかを、セントラルモニターにマグネットで装着できるようにしています。これにより、ほかの職種との情報共有が確実に行えます。また、電子カルテの経過表に各勤務帯で現在の誘導とアラーム設定を入力するようにしています。

このような情報共有の対策をとったうえで誘導変更を実施すれば、安全にむだなアラームを減らし、適切な管理が行えます。

ここがポイント！

誘導変更時の注意点

誘導変更すると波形が変わるため、他職種と情報共有を確実に行う

図4 さいたま市民医療センターでの情報共有の例

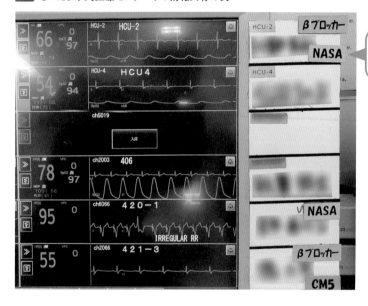

現在の誘導をマグネットで示す

図3 代表的な誘導変更

II誘導

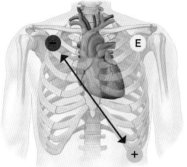

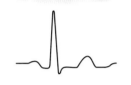

MCL1誘導
（V₁誘導に近似する）

E はアース

● 左鎖骨下外側1/3
● V₁誘導の位置

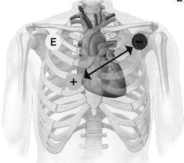

● P波が見やすい

MCL5誘導
（V₅誘導に近似する）

● 胸骨上側
● V₅誘導の位置

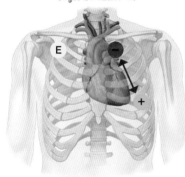

● QRS波が大きく見やすい

NASA誘導
（V₂誘導に近似する）

● 胸骨上側
● 剣状突起

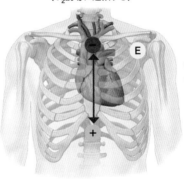

● P波が比較的見やすい
● QRS波は見やすいことが多く、体動によるノイズが入りにくい

本当は装着の必要がないモニター心電図を外す!

入院時に装着したモニター心電図。退院の際に離脱したことはありません
か？　よ〜く考えてください。**退院できる患者さんにモニター心電図が必要
でしょうか？　もし、モニター心電図を装着しなければならないような状態
なら、退院できるはずがありません。**

これはある意味、きわめて無責任な対応です。「入院中は何かあったら困
るから心電図をつけておくけれど、退院したら関係ないから心電図を外して
退院」ということです。

無責任なだけではありません。モニター心電図を装着していれば少なから
ずアラームが鳴ります。適切な設定にしていれば鳴る頻度は減るでしょう
が、それでも装着していればアラームは鳴ってしまいます。しかし、退院し
てもよい患者さんです。アラームを鳴らす必要はなく、モニター心電図を装
着しておく必要もないのです。

昨今、モニター心電図を装着していた患者さんの生命にかかわる医療事故
報道が散見されています。これらは、いずれもアラームが鳴っていたにもか
かわらず対応が遅れたことで、患者さんに重大な事象が発生したという事例
です。

「入院中に何かあったらどう責任をとるの？」「心電図をつけていなかった
ら、何かあったときに責任を問われる」という声をよく聞きます。これは、
まったく間違った解釈です。「不安だから」「とりあえず」でモニター心電図を
装着するならば、入院するすべての患者さんに装着しなければなりません。
そもそも装着が不要と判断された患者さんが急変する可能性は、ゼロではあ
りません。それは病院でも自宅でも、施設や介護サービスでも、日常のあら
ゆる場所でいえることです。

**医学的にモニター心電図装着が必要ならば、装着する。そうでないのなら
ば装着しない**という**医学的根拠に基づく判断のもとで使用することが重要**で
す。しかし、そうはいってもなかなかモニター心電図を離脱しにくいという
のが現実かもしれません。筆者の病院では院内共通の離脱基準を作成し、継
続モニターが不要なものは離脱するという運用を行っています。

ここがポイント!

モニター心電図装着の判断
に迷ったら？

● 医学的根拠に基づいて
使用されているか確認
● 院内共通の離脱基準を
作成

COLUMN
モニター心電図の離脱の考え方は病院それぞれ？

本書では、不要なモニター心電図は離脱することを推奨していますが、もしかしたら、病院の方針として入院患
者さんにはモニター心電図を装着するという病院もあるかもしれません。

そのような場合には、個人レベルで「モニター心電図の離脱を進める」ということを推し進めるのは良策とは言えま
せん。安全な管理は、組織として足並みをそろえるところから始まります。自分の所属する組織の方針をしっかりと
確認しましょう。

以前は、看護必要度の関係もあり、「なるべくモニター心電図を装着しよう」という風潮の病院もみられたかもし
れません。しかし、2022年度より「重症度、医療・看護必要度」から「心電図モニターの管理」がなくなりました。
これにより、不要なモニター心電図の離脱に向けて、風向きが少し変わってくるかもしれませんね。

基本の
心電図波形

不整脈の判断のポイントと
フローチャート

「不整脈」と一言で言っても、その種類は多様であり、それぞれ対応も異なります。しかしながら、すべての不整脈を理解して正しく対応するには相当の熟練を要します。そこでまず必要となるのは、正常か異常かを判断することです。正常とはPART 1で述べた洞調律です。

モニター心電図波形を読むときには、どのような場合でも洞調律に当てはまる3つのポイントをみます（図1）。

この3つのポイントに該当しなければ、不整脈ということになるからです。不整脈であることがわかったら、次は心拍数とQRS波の幅に焦点を絞ったフローチャート（図2）で対応の緊急性を理解するとよいでしょう。

すべての状態がこのフローチャートに当てはまるわけではありませんが、少なくとも心拍数が正常範囲で安定して経過していれば、緊急性は低いと考えてよいでしょう。一方で、頻脈や徐脈であればその時点で注意を要し、それがwide QRSであればより注意が必要となる、ということです。

フローチャートのとおり、不整脈は心拍数によってある程度、分類されます。①心拍数が正常範囲の不整脈、②頻脈性不整脈、③徐脈性不整脈です。どの不整脈であるのかによって、治療方法も対応も変わってきます。本書で取り上げる不整脈を**表1**にまとめました。

ここが ポイント！

wide QRS

- 幅が広いQRS波
- 心臓が収縮して押し出す血液量（1回拍出量）が減少する
- 有効な心拍出が得られず循環血液量が減少する
- 血圧低下や循環障害の原因となる

LINK wide QRS　p 18

図1 心電図を読むための 3 つのポイント

Point 1
RR間隔が一定

- RR間隔とはQRS波とQRS波の間隔です。これが一定間隔であるか（正常）、バラバラの間隔であるか（不整脈）が、洞調律かどうかの決め手です

Point 2
P波がある

- P波の有無を確認します

Point 3
P波とQRS波がつながっている

- P波とQRS波が連続しているかを確認します

図2 不整脈の判断のためのフローチャート

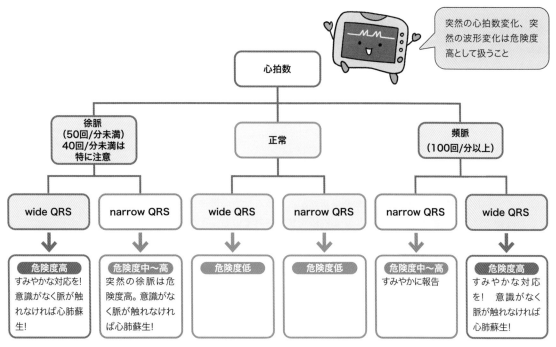

突然の心拍数変化、突然の波形変化は危険度高として扱うこと

表1 本書で取り上げる不整脈（心拍数による分類）

①正常心拍数の不整脈	①コントロールされている心房細動（AF）　p.28 ②伝導比が2：1未満の心房粗動（AFL）　p.35 ③心房期外収縮（PAC）　p.39 ④心室期外収縮（PVC）　p.41 ⑤脚ブロック　p.45
②頻脈性不整脈	①心房細動（AF）　p.50 ②多源性心房頻拍（MAT）　p.51 ③伝導比が2：1以上の心房粗動（AFL）　p.53 ④洞頻脈　p.55 ⑤発作性上室性頻脈（PSVT）　p.57
③徐脈性不整脈	①洞不全症候群（SSS）　p.61 ②心房細動（AF）　p.65 ③房室ブロック（AV Block）　p.66
④致死的不整脈	①心室頻拍（VT）　p.72 ②心室細動（VF）　p.74 ③無脈性電気活動（PEA）　p.75 ④ 心静止（Asystole）　p.77

正常心拍数の不整脈①
コントロールされている心房細動（AF）

　心房細動（atrial fibrillation：AF）は、**不整脈のなかでも最も目にする機会の多いもの**です。**本来、心房細動は頻脈性の不整脈ですが**、高齢化が進んだ現在では生涯心房細動という方も少なくありません。そうした方の**慢性化した心房細動**では、心拍数をコントロールする内服調整がされていることがほとんどです。その場合、慌てて対応する必要はありません。

　では、心房細動を3つのポイントで考えてみましょう（図1）。

図1 3つのポイントを踏まえた、心房細動波形の判読

Point 1

RR間隔がバラバラ

●すべてのRR間隔がバラバラです。明らかに、洞調律のときとは異なる特徴です

Point 2

P波がない
（細動波がある）

●P波のような小さい山が無数にみられます。しかし、洞調律ではP波がこのように無数に出現することはありません（これは心房のけいれん〈細動〉を表している細動波）

Point 3

P波がないので、P波とQRS波がつながらない

●患者さんによっては、心電図モニター上で細動波が確認できないこともあります。そのような場合でも、12誘導心電図を見てみると、V_1やV_2誘導で細動波が確認できることが多いです

3つのポイントがチェックできたら
心房細動

＼ 実際の波形を見てみてると ／

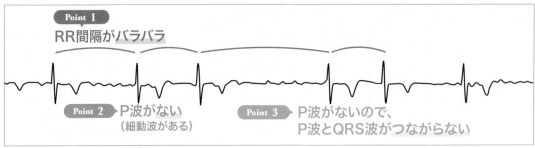

Point 1
RR間隔がバラバラ

Point 2 ▶ P波がない
（細動波がある）

Point 3 　P波がないので、P波とQRS波がつながらない

無秩序な刺激により、RR間隔がバラバラになる

心臓は、刺激伝導系の自動能によって動いています。洞調律では洞結節の自動能により、60〜80回/分程度の心拍数でコントロールされています。

しかし、**心房細動では心房が400〜600回/分近くもけいれんしています**。刺激伝導系は、心房内で発生する最も早い刺激に従う習性がありますが、無秩序に発生した 600回/分の刺激に心臓全体が従ってしまうと、心臓は空打ちの状態となり、心停止してしまいます。そうならないように、**房室結節が不要な刺激を間引きしてくれているのです**。

房室結節は必要な刺激だけを心室に伝えるのですが、もともとが無秩序で不規則な刺激のため、不整脈になります（**図2**）。また、**薬剤で心拍数のコントロールをしていない場合は、頻脈となることがほとんど**です。

心房細動は、病棟で見かける不整脈全体の9割近くを占めるかもしれない不整脈です。つまり、洞調律と心房細動の見分けがしっかりつけば、モニター心電図を装着しているほとんどの患者さんの波形を理解できることになります。

図2 ▶ **心房細動のしくみと波形**

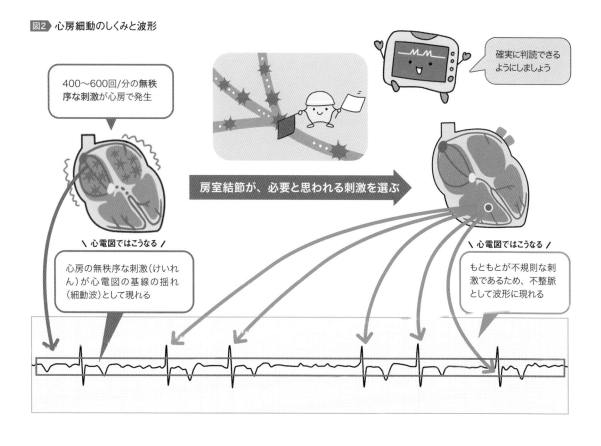

400〜600回/分の**無秩序な刺激が心房で発生**

確実に判読できるようにしましょう

房室結節が、必要と思われる刺激を選ぶ

＼ 心電図ではこうなる ／

心房の無秩序な刺激（けいれん）が心電図の基線の揺れ（細動波）として現れる

＼ 心電図ではこうなる ／

もともとが不規則な刺激であるため、不整脈として波形に現れる

心房細動と心静止がある場合（徐脈頻脈症候群）

心房細動（AF）が判読できるようになったら、**緊急性がある心房細動か、緊急性がない心房細動かを判断しなければなりません。**

緊急性がある心房細動として3つのものが挙げられます。

■ 波形が変化しているときは、波形を区切って考える

図3の心電図波形を見てみましょう。どんな波形を見てもまず考えるのは、3つのポイントです。しかしこの心電図では、波形が変化している箇所があります。そのような場合は、それぞれの箇所に区切って3つのポイントを考えます。

波形の特徴ごとに考えると、「A 心房細動」「B 心房細動が止まって、心臓の動きも止まった」「C しばらくして洞調律で動き出した」波形です。

■ 心房細動後にポーズが出現すると危ない！

ここで危険なのは B の箇所です。通常、4〜5秒間心拍出がなければ、人は意識を失うといわれています。車の運転中や階段を降りている最中に、こうしたことが起こったらどうなるでしょうか？　大変危険な状況になることがわかると思います。

刺激伝導系は自分より速いリズムの刺激があるときは、自動能で自ら刺激を出すことはありません。したがって、心房内に400〜600回/分のけいれんが起こっているときは、洞結節は休んでしまっています。その間、房室結節が必要な刺激を選別して心室以下に伝導していますが、心房のけいれんが突然止まると、房室結節は途方に暮れてしまい、刺激が発生しないことがあります。洞結節のはたらきはすぐに回復するわけではなく、そのあいだどこからも刺激が発生しない時間ができてしまうことがあるのです。このような

図3 徐脈頻脈症候群の波形

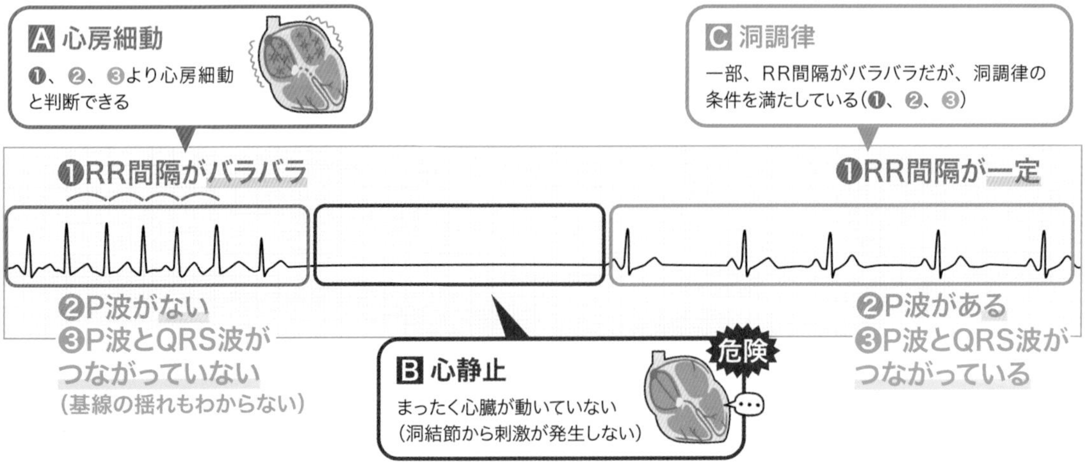

A 心房細動
❶、❷、❸より心房細動と判断できる

C 洞調律
一部、RR間隔がバラバラだが、洞調律の条件を満たしている（❶、❷、❸）

❶RR間隔がバラバラ

❶RR間隔が一定

❷P波がない
❸P波とQRS波がつながっていない
（基線の揺れもわからない）

❷P波がある
❸P波とQRS波がつながっている

B 心静止
まったく心臓が動いていない
（洞結節から刺激が発生しない）

危険

状態をポーズ（pause）といいます。

この波形を徐脈頻脈症候群（洞不全症候群Ⅲ群）といいます。対応としては、ペースメーカーを植込みます。

AFを知り、チームで患者さんを守る

　AFは不整脈の王様と言えるくらい、最も目にする機会の多い不整脈です。AFを見分けられることは、多くのメディカルスタッフにとって必要なスキルとなります。特に、スタッフステーションで24時間モニター心電図を監視する病棟看護師にとっては、モニター心電図に関するスキルで最初に獲得しなければならないものではないでしょうか。

　筆者の所属する病棟では、平均的に15～20名ほどのモニター心電図装着患者がいます。そのうち、60～70%の患者さんの基本調律（その人が生存していくなかで、ベースとなる心臓収縮のリズム）は洞調律です。残りの30～40%の患者さんの基本調律は、何らかの不整脈ですが、不整脈が基本調律である患者さんの90%以上がAFです。つまり、3つのポイントを理解して、洞調律とAFを確実に判読することができれば、モニター心電図を装着している患者さんのほとんどの波形を理解できているということになるのです。

　ここまでは患者さんを守るためのモニター心電図管理の準備段階です。準備を整えたら、波形のアセスメントです。今、目の前のAFはそのまま経過観察でよいのか？　すぐに対応すべき状態なのか？　ここを正しく判断して行動することが、モニター心電図管理の目的なのです。

　すぐに対応すべきAFについては、本文中に記載していますが、スタッフにより不整脈の判読スキルにはばらつきがあります。そのばらつきを埋めるために、筆者の病院では「モニターカンファレンス」を毎日、業務開始時に実施しています（図1）。

　チームごとにセントラルモニターの前に集まり、モニター心電図を装着している自チームの全患者に対して、疾患名、現在の波形、心拍数の変化、アラームの設定、現在の誘導（p.20 誘導変更参照）について、ショートカンファレンスを実施して情報を共有します。

　患者情報のプレゼンテーションは受け持ち看護師が行いますので、スタッフは自分の患者さんのモニター心電図情報をしっかり理解し、把握しておく必要があります。若手スタッフのアセスメント不足があれば、この場で先輩やリーダー看護師が助言します。カンファレンス自体は10分以内に終了しますので、業務への時間的な圧迫はありませんし、このモニターカンファレンスそのものが、モニター心電図に関しての何よりの教育の場となっています。

　AFは対策を講じているのか、まだ対策が行えていないのかにより、患者さんの容態や予後に大きな影響が出ます。適切なアセスメントのうえで、医師やチームで情報を共有できているかどうかがきわめて重要なのです。受け持ち看護師だけが情報を把握しているよりも、モニターカンファレンスにより、チーム全体で患者情報を共有できているほうが、異常発生時に患者さんを救済できる確率が格段に上昇します。

　モニターカンファレンスは、始めようと思えばどの病棟でも明日から始められる取り組みだと思います。皆さんの病棟でも、AF判読から取り組むモニターカンファレンスをやってみてはいかがでしょうか。

図1 ▶ 病棟でのモニターカンファレンスの様子

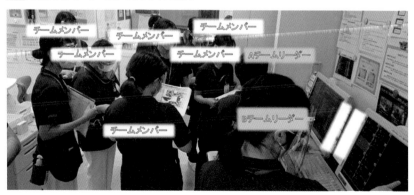

危険な心房細動②

心拍数と脈拍数がずれている場合

　図4には、心房細動患者の心拍数(heart rate：HR)と経皮的動脈血酸素飽和度(saturation of percutaneous oxygen：SpO_2)が表示されています。

　SpO_2は、脈拍をセンサーが感知して酸素飽和度を計算した値です。そのため、モニターのSpO_2波形は原則的に脈波を表しており、この脈波は脈拍数と一致します。図4では心拍数とSpO_2の脈波(脈拍数)にずれがあります。心臓は血液を拍出するために、心室にしっかりと血液をためる必要があります。しかし、頻脈の場合は十分に血液をためる前に収縮してしまうので、空打ちの状態となってしまいます。

　実際の循環を反映するのは、心拍数ではなく脈拍数です。脈拍数が少ない状態が続くと、心不全や意識消失などの症状が出現することがあります。

図4 心房細動による心拍数と脈拍数のずれ

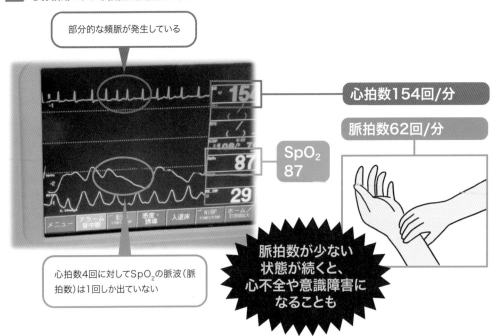

部分的な頻脈が発生している

心拍数154回/分

脈拍数62回/分

SpO_2 87

心拍数4回に対してSpO_2の脈波(脈拍数)は1回しか出ていない

脈拍数が少ない状態が続くと、心不全や意識障害になることも

左心房内血栓の恐れがある場合

■ 動脈塞栓症により、脳梗塞や腸管壊死が生じることがある

血液は、**流れが止まると凝固して血栓化**してしまいます。通常の心臓では心房に戻ってきた血液が心室にすべて流れ、心室から全身に送り出されます。その際の動きを図5に示します。

心房細動では、心房がけいれんしているため収縮しません。したがって、図5の**3**の過程がなくなってしまいます。そうすると、左心房の一部に血液の流れが滞る部分ができます。血液の流れが滞ると、そこに血栓ができることがあります。何かのはずみでこの血栓が血液の流れに乗ってしまうと、血栓で動脈が閉塞し、動脈塞栓症を引き起こすのです。

頭部で塞栓症が起これば、かなり広範囲の脳梗塞となるため重篤化しますし、腸管の動脈で塞栓症が起これば腸管壊死となります。これらは大変危険な合併症です。

図5 ▶ 洞調律での心電図波形と心臓の動きの関係

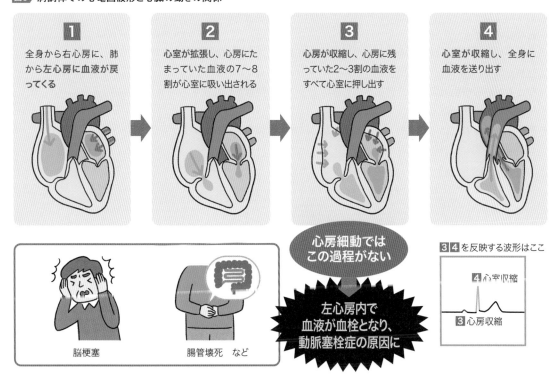

1 全身から右心房に、肺から左心房に血液が戻ってくる

2 心室が拡張し、心房にたまっていた血液の7〜8割が心室に吸い出される

3 心房が収縮し、心房に残っていた2〜3割の血液をすべて心室に押し出す

4 心室が収縮し、全身に血液を送り出す

脳梗塞　　　腸管壊死　など

心房細動ではこの過程がない

左心房内で血液が血栓となり、動脈塞栓症の原因に

3 **4** を反映する波形はここ

4 心室収縮

3 心房収縮

■ 心房細動から洞調律に戻ったときが、最も危ない

　特に注意すべきは**心房細動が洞調律に戻ったとき**です。心房収縮の復活により、心房内で滞っていた血流が元に戻りますので、心房内に留まっていた血栓は流れに乗って全身に飛んで行ってしまいます。

　「洞調律に戻って安心」で済まさずに、必ず患者さんのベッドサイドに行き、症状の変化がないかを確認しましょう。

■ 基本調律が心房細動であれば、慌てる必要はない

　心疾患や加齢の影響により、基本調律が心房細動である場合があります。その場合は、あらかじめ頻脈を抑える薬や、血栓を予防する薬を内服していますので、慌てる必要はありません。

　しかし、そのような患者さんでも、何らかの理由で異常な頻脈や徐脈が持続してしまうような場合は対応が必要となるため注意しましょう。

■ 心房細動のポイント

- ●心房細動はすべてのRR間隔が不整の絶対性不整脈です。
- ●心拍数と脈拍数のずれが大きいときや、発作性心房細動の停止時は、意識消失発作(アダムス・ストークス症候群)に注意します。
- ●レートコントロール(心拍数調節)を行っていない発作性心房細動は、頻脈となることが多いです。
- ●血栓予防を行っていない場合は、心房にできた血栓による塞栓症の出現に注意します。
- ●もともと心房細動の場合も、何らかの影響によって頻脈や徐脈が持続する場合には対応が必要です。
- ●突然のリズムの変化や、頻脈・徐脈といった心拍数の変化を見逃さないことが必要です。

COLUMN

アダムス・ストークス症候群

　徐脈性不整脈や心拍出低下など、心臓が原因である脳虚血によって生じるめまいや意識消失発作を**アダムス・ストークス症候群**と呼びます。脳虚血の状況によっては、けいれん発作を起こすこともあります。けいれん発作が発生すると呼吸停止など、危機的状況に陥ることもあり、すみやかな原因疾患の治療が必要となります。

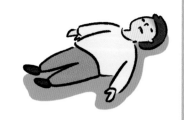

正常心拍数の不整脈②
伝導比が2：1未満の心房粗動（AFL）

心房粗動（atrial flutter：AFL）は、心房細動の親戚のような不整脈です。頻脈性不整脈となることが多いのですが、正常心拍数で経過することも多いです。心房細動が3つのポイントすべてに当てはまらなかったのに対し、心房粗動では1つ目のポイントである「RR間隔が一定」の条件を満たしていることが多いです（図1）。しかも、洞調律の心電図よりも、もっと規則的なRR間隔となっていることがほとんどです。

もう1つ特徴的なのは、**基線がノコギリの刃のようなギザギザ波形である**ということです。これは、1つの波形しか表示しないモニター心電図の波形では確認できないこともあります。このギザギザ波形は、心房内にきわめて規則的な**1分間に300回程度の刺激の回転**が発生していることを表しています。きわめて規則的であるために、房室結節がむだな刺激を間引きする際に、規則的に間引きできるため、RR間隔も一定になるのです。

ここが **ポイント！**

心房粗動

● 頻脈性不整脈となることが多い一方で、正常心拍数で経過することも多い
● RR間隔が一定
● 心電図は基線がノコギリの刃のようなギザギザ波形となる

図1 心房粗動（AFL）の波形

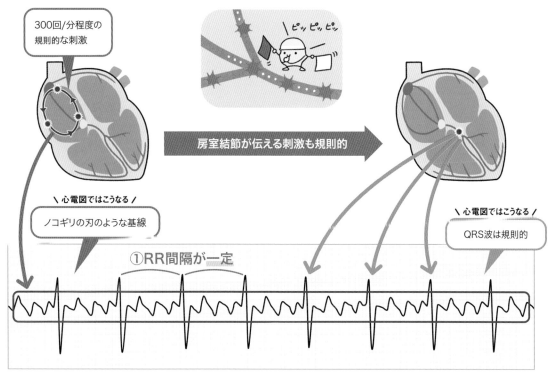

300回/分程度の規則的な刺激

房室結節が伝える刺激も規則的

＼ 心電図ではこうなる ／
ノコギリの刃のような基線

＼ 心電図ではこうなる ／
QRS波は規則的

①RR間隔が一定

心房粗動では、この粗動波の回数に対して何回QRS波が出現するかによって心拍数が変わってきます。**図2④**のように粗動波4回に1回QRS波が出現（**4：1心房粗動**）する場合の心拍数は75回/分程度となります。きわめて規則的な正常範囲の心拍数ですので、この場合は何ら慌てる必要はありません。

　問題なのは、**粗動波2回に1回QRS波が出現（2：1心房粗動）**したり、**粗動波ごとにQRS波が出現（1：1心房粗動）する場合です。この場合は頻脈となり、特に1：1心房粗動はほとんど心臓が空打ち状態となり致死的です。**

図2 心房粗動の伝導比

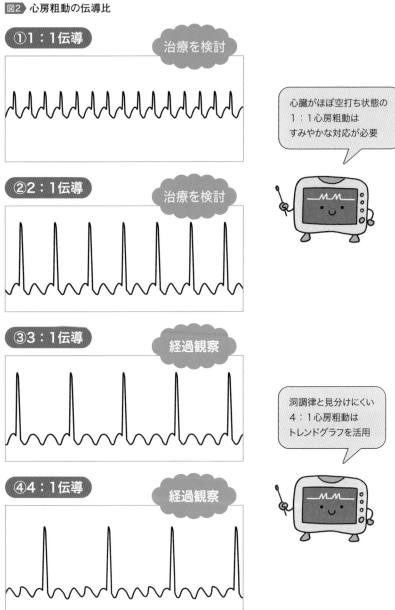

①1：1伝導　　治療を検討

②2：1伝導　　治療を検討

③3：1伝導　　経過観察

④4：1伝導　　経過観察

心臓がほぼ空打ち状態の
1：1心房粗動は
すみやかな対応が必要

洞調律と見分けにくい
4：1心房粗動は
トレンドグラフを活用

4：1の心房粗動は、洞調律と見分けがつきにくいこともあります。その判読の際に役に立つのが、**トレンドグラフ**です。トレンドグラフの詳細については後述のコラムを参照してください（p.38）。心房粗動の特徴的なトレンドグラフを**図3**に示します。

図3 心房粗動のトレンドグラフ

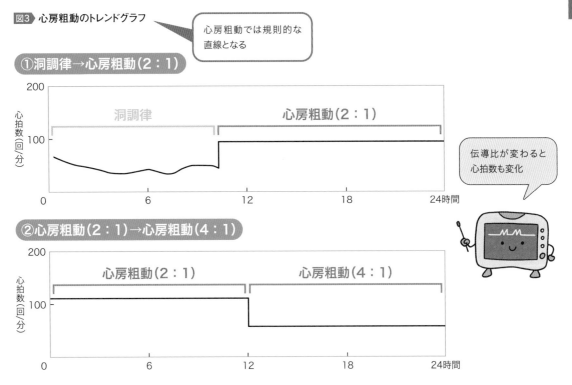

心房粗動では規則的な直線となる

①洞調律→心房粗動（2：1）

洞調律　　心房粗動（2：1）

伝導比が変わると心拍数も変化

②心房粗動（2：1）→心房粗動（4：1）

心房粗動（2：1）　　心房粗動（4：1）

コントロールが難しい？　やっかいな心房粗動

　心房細動と心房粗動の略語は似ていますが（p.78のコラム参照）、この2つの不整脈はそもそも上室性の頻脈性不整脈であり、その発生機序が類似しています。頻脈となっている原因はさまざまありますが、心房粗動で2：1伝導の場合は、心拍数が150bpm程度で経過します。そのような状況は、心臓にとっては決してよいことではないので、何らかの対応が必要となります。頻脈性不整脈そのものを止める（リズムコントロール）ことができれば、それに越したことはないのですが、リズムコントロールが困難な場合も少なくありません。

　その場合は、**心拍数を抑えるレートコントロール**を図ります。心臓の動きを抑える作用のある薬剤が選択されることが多いですが、当然、必要最低限の心臓の機能を保つ必要があるため心臓の動きを抑えすぎない用量で使用します。

　心房細動では、薬効により徐々に心拍数が抑えられてきますが、心房粗動の場合、特に2：1の伝導比が持続する場合では、薬剤投与してもレートコントロールに難渋することが多いです。薬剤でリズムコントロールもレートコントロールも図れない場合は、除細動器を使用してリズムコントロールを図る場合もあります。除細動器を使用してのリズムコントロールは、なかなかの荒療法ですので、最終的な手段として選択されることが多いです。

　また、その場合は適切な鎮静を図ったうえで、適切なジュール数で行わなければなりません。通常、**除細動器を心肺蘇生で使用する場合には150J（ジュール）でショックをかけます**。これは心臓がとんでもないダメージを受けても、なるべく1回で致死的不整脈を止めるためです。

　しかし、心房粗動は致死的不整脈とはわけが違いますので、心臓にそこまでのダメージを与えることはデメリットになります。そのため、**50J程度でショックをかけることが一般的です**。いずれにしても、頻脈で走り続けることは心臓にとっては大きな負担です。すみやかに適切な対応ができるよう、そうした場面での対応について、情報を共有しておくことが大切ですね。

知っていると便利なトレンドグラフ

　心電図波形を読む際には波形そのものを理解することが大切ですが、トレンドグラフの見かたを知っておくと判読の信頼性がグッと上がります。トレンドグラフとは、**患者さんの心拍数の時間ごとの変化を示したもの**で、心電図モニターで表示することが可能です。簡単ですので、ぜひトレンドグラフの見かたをマスターしましょう。

　図1を見てみましょう。これは洞調律のトレンドグラフです。トレンドグラフは縦軸が心拍数で横軸が時間を表しています。洞調律では、活動の度合いによって緩やかな心拍数の変化があるので、このように鉛筆で引いたような線で表せるのが特徴です。

　一方で、心房細動は心電図のRR間隔が完全に不整のため、常に心拍数が変化します。それをトレンドグラフで表すと、**図2**のように帯状で太い線になります。また、発作性心房細動（PAF）の場合は**図3**のように細い線から突然帯状の太い線の頻脈となります。

　最近は、各メーカーでグラフの表示方法が異なることもありますが、トレンドグラフの見かたの原則を知っていれば、どの表示でも対応できますので、しっかりとおさえておきましょう。

図1 洞調律のトレンドグラフ

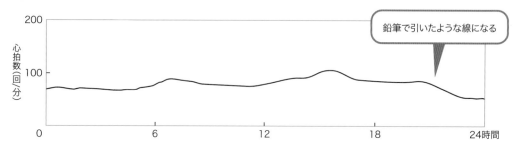

図2 心房細動のトレンドグラフ

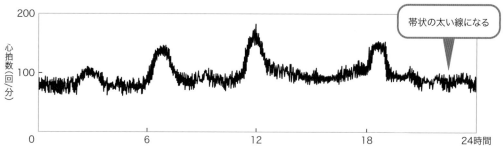

図3 発作性心房細動（PAF）のトレンドグラフ

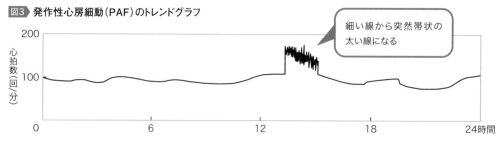

正常心拍数の不整脈③
心房期外収縮（PAC）

期外収縮とは、**予定している次のQRS波出現のタイミングよりも早期に出現するQRS波**のことを指します。期外収縮には、発生源が心房にある心房期外収縮（premature atrial contraction：PAC）と、発生源が心室にある心室期外収縮（premature ventricular contraction：PVC）があります。

心房期外収縮は洞結節とは別の心房内のどこかで、本来のP波出現タイミングよりも早期に刺激が発生することでみられます。その刺激は心房全体に広がり、房室結節に到達します。その後は、「ヒス束→右脚および左脚」と、通常の刺激伝導となります。

図1の波形では、途中まで「3つのポイント」を満たしていますが、◯の波形のタイミングが早くなっているのがわかります。P波があり、QRS-T波は通常波形とほとんど同じ形です。

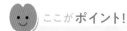

ここがポイント！

期外収縮の発生源

● 心房に発生源がある場合、心房期外収縮
● 心室に発生源がある場合、心室期外収縮

図1 心房期外収縮（PAC）の波形

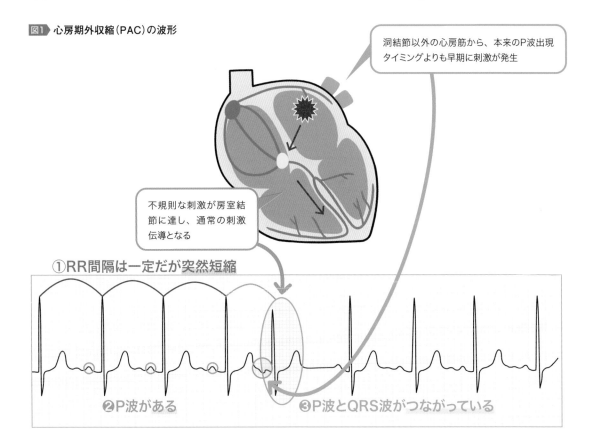

洞結節以外の心房筋から、本来のP波出現タイミングよりも早期に刺激が発生

不規則な刺激が房室結節に達し、通常の刺激伝導となる

①RR間隔は一定だが突然短縮

②P波がある　③P波とQRS波がつながっている

心房期外収縮は健常者でも見られるもので、単発であれば特に対応することはありません。しかし、連続したり、出現回数が明らかに増えたりしている場合は、医師に報告しておいたほうがよいでしょう（図2）。危険度は低い不整脈ですので、落ち着いてSBARに沿って報告すればよいです。SBARのBについては主治医であれば不要なこともあります。

図2 心房期外収縮（PAC）の医師への報告例

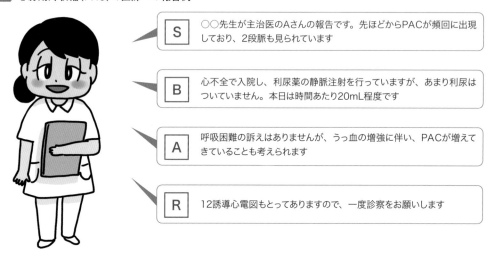

S	○○先生が主治医のAさんの報告です。先ほどからPACが頻回に出現しており、2段脈も見られています
B	心不全で入院し、利尿薬の静脈注射を行っていますが、あまり利尿はついていません。本日は時間あたり20mL程度です
A	呼吸困難の訴えはありませんが、うっ血の増強に伴い、PACが増えてきていることも考えられます
R	12誘導心電図もとってありますので、一度診察をお願いします

COLUMN

ドキッとしたとき、何が起きてる？

普段生活をしているなかで、ふとした瞬間に「ドキッとした」ということはありませんか？ 「ドキッとした」というのは、精神的な動揺を表現する文言として昔から使われているものですね。本当にそれは精神的な動揺だけの話でしょうか？

人間は緊張感が高まってくると、交感神経の興奮が亢進し、それにより各種臓器が影響を受けます。当然、心臓も大きな影響を受けます。通常は心拍数が上昇して、収縮力も増して血圧が高くなりますので、心拍の動きを自分自身で感じて「ドキドキする」状態になってきます。

また、突然起こった予期せぬことに対しては、まさに「ドキッとする」状況になると思います。これについては、瞬発的なことなので、心拍にどのような変化が起こっているのか明確には断言できませんが、本文中のPACやPVCが起こっている可能性は高いと考えられます。

平時と異なる心臓の動きや、心臓内の血流変化が起こったときには「ドキッとした」という動悸として自覚することが多いです。それが持続しないのであれば、PACやPVCである可能性は高いです。心電図を装着していなくても、自覚症状である程度の心拍異常の予測が立てられますので、症状が続く場合には、病院受診のうえで精査が必要となるかもしれません。症状が本当に単発的なものであれば、単発のPACやPVCでしょうから、慌てて受診行動に移る必要はありませんね。

臨床で患者さんが「ドキッとした」と言ったときには、ただの「胸のときめき」で終わらせないでくださいね。

正常心拍数の不整脈④
心室期外収縮（PVC）

　心室期外収縮（PVC）は、心室内のいずれかの場所で洞調律よりも早いタイミングで刺激が発生した状態です。同じ期外収縮でも、心房期外収縮とは発生機序も波形も大きく異なります。**最大の特徴はQRSの幅が広い（wide QRS波）**ことです（図1）。

　心室期外収縮では、波形そのものは大きくなっていますが、決して多くの血液を送り出しているわけではありません。通常のQRS波（narrow QRS波）では左右の心室は同時に収縮し、効率よく血液を送り出します（図2）。

　しかし、wide QRS波は**図3**に示すように、発生源となった一方の心室が先に収縮し、その刺激が反対の心室に時間差で伝わることで反対の心室が遅れて収縮します。このような収縮は効率が悪く、**心拍出量は減少してしまいます**。刺激の発生部位が異なると、異なった形のwide QRS波となります。

😊 ここが **ポイント！**

心室期外収縮の特徴

● 最大の特徴はQRSの幅が広い（wide QRS波）こと
● 心拍出量は減少する
● 刺激の発生部位が異なると異なった形のwide QRS波が出現する

図1 心室期外収縮（PVC）の波形

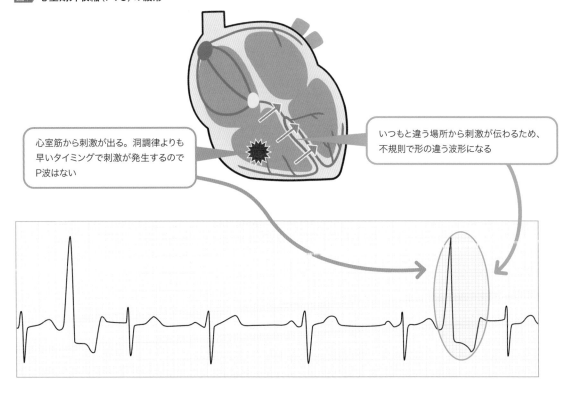

心室筋から刺激が出る。洞調律よりも早いタイミングで刺激が発生するのでP波はない

いつもと違う場所から刺激が伝わるため、不規則で形の違う波形になる

図2 narrow QRS波

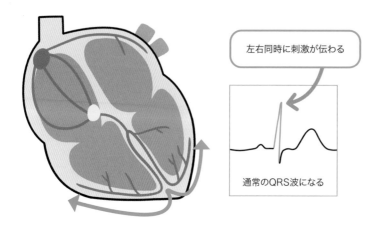

左右同時に刺激が伝わる

通常のQRS波になる

図3 心室期外収縮（PVC）によるwide QRS波

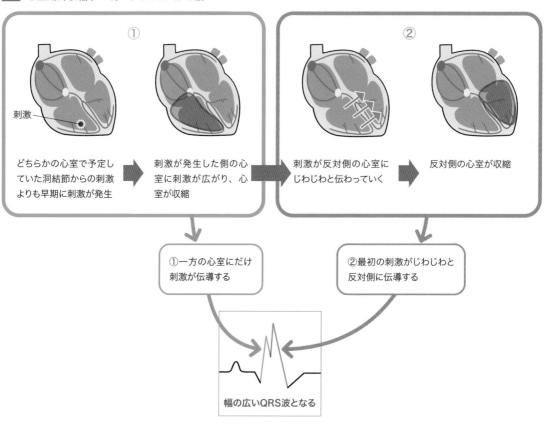

①

刺激

どちらかの心室で予定していた洞結節からの刺激よりも早期に刺激が発生

刺激が発生した側の心室に刺激が広がり、心室が収縮

②

刺激が反対側の心室にじわじわと伝わっていく

反対側の心室が収縮

①一方の心室にだけ刺激が伝導する

②最初の刺激がじわじわと反対側に伝導する

幅の広いQRS波となる

　単発であれば、健常者でも見られることがあり、特に対応の必要はありませんが、形が違うものが出現したり、連発する場合は危険です。連発し続けると致死的となることもあります。

　心室期外収縮の重症度分類として、**表1**のLown分類が使用されます。分類番号が1→2→3→4→5と上がっていくにしたがって、危険度が増していきます。

Lown分類
ローン分類、ラウン分類とも言う。

表1 Lown分類

1	散発型	29個以下/時
2	頻発型	30個以上/時
3	多源性	形の違うPVCが2つ以上出現する
4	**a. 2連発**	PVCが続けて2つ出現する
	b. 3連発以上	PVCが続けて3つ以上出現する（RUN）
5	R on T	前の波形のT波に重なるようにPVCが出現する。心室頻拍（VT）に移行しやすい

■ R on T

　ここでLawn分類上、最も危険とされる「R on T」について説明します。**図4**はR on Tと、それに続いて出現した特殊な心室頻拍であるTorsades de pointes（TdP）の波形です。「トルサード・ド・ポアント」は言いにくいため、臨床では「トルサデ」などと呼ばれることも多いです。

　図4で示した部分で、心室期外収縮が前のQRS波のT波にかぶさって発生しています。これが「R on T」です。一見するとただの心室期外収縮（PVC）ですが、発生しているタイミングが問題です。T波は心周期では「駆出期」の終尾に当たります。この時期は心室収縮の最終段階で、その後の心室拡張に向けて心室の興奮が収まってくる準備中のような時期です。したがって、**本来はT波の時期にはQRS波は出現できない**のです。心室不応期ともいわれます。

　しかし、R on Tではこの心室不応期を無視して心室期外収縮（PVC）のQRS波が発生します。そうすると準備中の心室はパニックのような状態となり、TdPが発生することがあるのです。

　心室期外収縮（PVC）の単発を認めた際には、必ずそのタイミングを確認してください。もしR on Tを認めた場合には、すみやかに医師に報告してください（**図5**）。

ここが ポイント！

駆出期

● 心周期の1つ
● 洞結節からの刺激で心室が収縮し、全身に血液が送られる

LINK 駆出期　p.8

図4 R on Tの波形

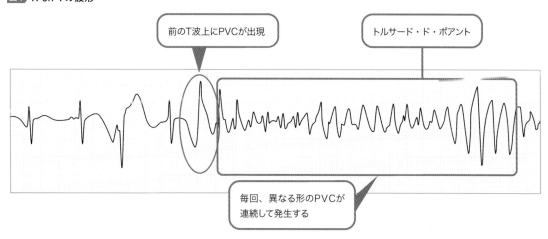

前のT波上にPVCが出現

トルサード・ド・ポアント

毎回、異なる形のPVCが連続して発生する

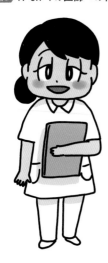

S	○○先生が主治医のAさんの報告です。先ほどからPVCが発生しているのですが、PVCがR on Tとなっています

B	3日前に心筋梗塞で入院し、すぐにカテーテル治療が行われており、PVCは散見されていましたが、Lawn分類2までのものしかありませんでした

A	今のところトルサデはみられていませんが、R on Tは頻回でトルサデ発生リスクは高い状態だと思われます。薬剤投与による対応が必要だと思いましたので連絡しました

R	診察のうえで指示をお願いします

正常心拍数の不整脈⑤
脚ブロック

　脚ブロックとは、**刺激伝導系の右脚もしくは左脚が断線している状態**です。心電図では、幅の広いwide QRS波が特徴となります。一見、心室期外収縮（PVC）にも見えますが、PVCと違うのはRR間隔に異常がないということです。PVCは期外収縮なので、従来のRR間隔よりも早期にwide QRS波が出現します。

　また、PVCではP波が確認できないことがほとんどです。しかし、脚ブロックは右脚もしくは左脚に障害がありますが、洞結節→房室結節→ヒス束までの伝導は正常なため、RR間隔は正常となります。

　図1の波形を見てみても、「3つのポイント」もすべて満たしており、この波形は洞調律であることがわかります。わかりにくいかもしれませんが、○の部分がP波です。しかし、明らかにwide QRS波であり、正常波形とは異なる波形となっています。

　右脚に伝導障害があるものを**右脚ブロック**（right bundle branch block：RBBB）、左脚に伝導障害があるものを**左脚ブロック**（left bundle branch block：LBBB）と呼びます。

　モニター心電図波形だけで右脚ブロックであるのか左脚ブロックであるのかを判定することは困難で、判別するには12誘導心電図を確認する必要があります。

　脚ブロックを判読するときには、**12誘導心電図のV_1とV_6に注目**します。右脚ブロックでは、12誘導心電図において**V_1誘導で小さなR波（r）の後に大きなR波（R'）となるrsR'型**を呈し（図2）、**V_6誘導では幅の広いS波**を呈するのが特徴です（図3）。

　右脚ブロックは、健常者にも見られることがあり臨床的な問題はないことが多いです。一方で、**心室中隔欠損症**や**心筋梗塞**などの影響によるものもあります。

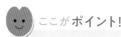
ここが**ポイント！**

脚ブロックの波形の特徴

- 幅の広いwide QRS波
- RR間隔は正常
- 洞調律

ここが**ポイント！**

- 右脚ブロックと左脚ブロックの判別には12誘導心電図の確認が必要
- 12誘導心電図のV_1とV_6に注目

図1　脚ブロックの波形

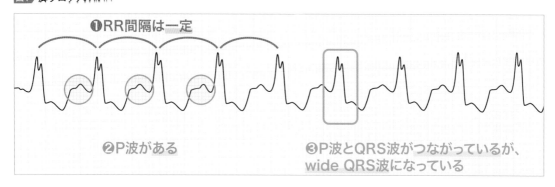

❶RR間隔は一定

❷P波がある

❸P波とQRS波がつながっているが、wide QRS波になっている

図2 右脚ブロックの12誘導心電図のV₁誘導

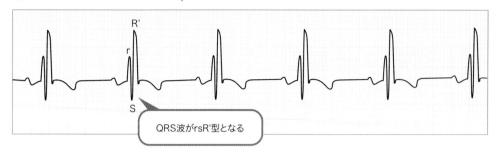

QRS波がrsR'型となる

図3 右脚ブロックの12誘導心電図のV₆誘導

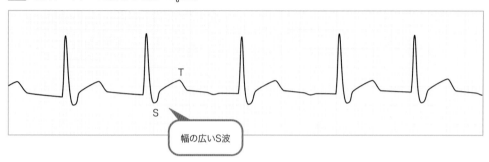

幅の広いS波

　図4・5は完全左脚ブロック（complete left bundle branch block：CLBBB）の波形です。12誘導心電図の**V₁誘導では幅の広いS波を認め、V₆誘導ではrsR'型**を呈するのが特徴です。

　左脚は、左脚前枝と左脚後枝の2本に分岐しています。それぞれの枝が単独で途切れてしまうこともありますが、枝分かれする前の1本の部分に障害があり刺激伝導がブロックされると、完全左脚ブロックとなります。右脚ブロックは病的意義が低いことが多いですが、完全左脚ブロックは病的意義があるものが多いです。

　右脚ブロックにせよ左脚ブロックにせよ、いずれの場合もこれまで異常を指摘されていない患者さんにはじめてwide QRS波が出現したのであれば、精査する必要があります（図6）。モニター心電図でもnarrow QRS波から、突如wide QRS波に変化したのを発見したならば、必ず12誘導心電図をとって医師に報告する必要があります（図7）。

COLUMN

PVCと脚ブロックって形が似てる？

　脚ブロックとPVCは何で形が似ているの？　と聞かれることがあります。発生機序の違いは本文に記載したとおりですが、どちらも片方の心室に電気刺激が流れた後に、反対側の心室に電気刺激が伝播していくという動きになります。

　したがって、どちらも右→左、あるいは左→右というように2段階で電気が流れるためにQRS波としては同じような形になるのです。ただし、形は似ていても、そのリスクは状況によってまったく異なってきます。一概に「PVCだから大丈夫」とか、「脚ブロックだから危険」という判断はできませんので、注意してください。

　そもそもモニター心電図は、ある程度の不整脈の判別材料になる程度で、その波形だけでは、リスクの判別まではできません。患者背景を踏まえたうえで、モニター心電図で異常があれば12誘導心電図をとる、ということを忘れないようにしましょう。

図4 ▶ 完全左脚ブロックの12誘導心電図のV₁誘導

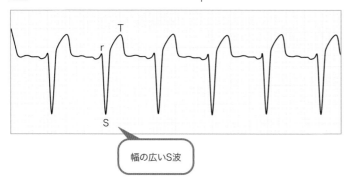

T

r

S

幅の広いS波

図5 ▶ 完全左脚ブロックの12誘導心電図のV₆誘導

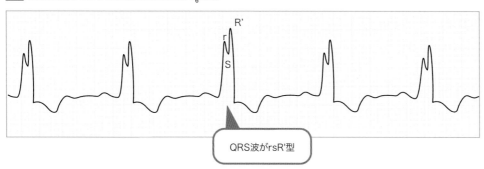

R'

r

S

QRS波がrsR'型

図6 ▶ 脚ブロックによるwide QRS波

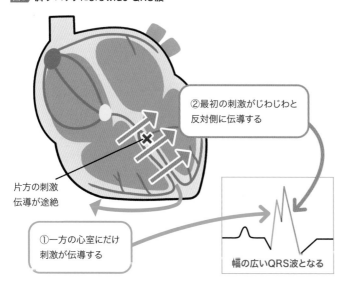

②最初の刺激がじわじわと
反対側に伝導する

片方の刺激
伝導が途絶

①一方の心室にだけ
刺激が伝導する

幅の広いQRS波となる

図7 脚ブロックの医師への報告例

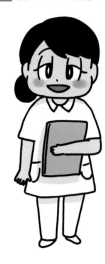

| S | ○○先生が主治医のAさんの報告です。心電図波形が急にwide QRS波になりました |

| B | 患者さんは肺炎疑い、心不全疑いで昨日緊急入院して、酸素投与をしています。入院時からモニター心電図を装着していましたが、洞調律で経過していました。これまではQRS波にも異常はなかったのですが、5分前から突然wide QRS波となってそれが持続しています |

| A | 患者さんに自覚症状はなく、バイタルサインも変化はなく正常値ですので緊急性は低いかもしれませんが、新しい心臓イベントの可能性もあります |

| R | 12誘導心電図もとってありますので、一度診察をお願いします |

頻脈性不整脈

　頻脈性不整脈は、波形だけで判読することが困難なことがしばしばあります（**図1**）。頻脈となるとRR間隔が狭くなるため、P波やT波が重なってしまったり、QRS波に埋もれてしまったり、粗動波なのかの見きわめが難しかったりするからです。

　しかし、判読困難な波形も、p.38で述べたトレンドグラフを活用することで判読できることが多いです。また、トレンドグラフを見ると、その不整脈が発作的に発生しているのか、時間経過によって徐々に発生しているのか、あるいは慢性的な経過なのかも一目で確認できます。

　頻脈性不整脈に限らず、**波形の判読の際にはトレンドグラフも併せて見るクセをつけておくことが重要**です。

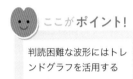

ここが **ポイント！**

判読困難な波形にはトレンドグラフを活用する

図1▶頻脈性不整脈の波形

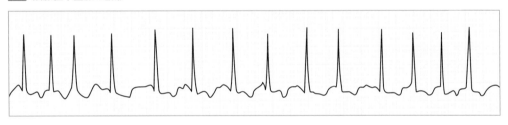

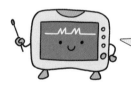

頻脈性不整脈は波形だけでは判読することが困難な場合があります。トレンドグラフと一緒に確認するクセをつけましょう

49

頻脈性不整脈① 心房細動（AF）

すでに述べているように、高齢者などで慢性化した心房細動（AF）は心拍数のコントロールがなされています。

しかし、本来、心房細動は頻脈性の不整脈であり、**初発の心房細動や発作的に発生した心房細動（発作性心房細動。paroxysmal atrial fibrillation：PAF）では頻脈となることがほとんど**です。また、慢性化した心房細動であっても、心不全や感染症などの疾患の影響で頻脈となることがあります。

頻脈は心臓にとって過酷な状況です。ずっと走り続けているようなものです。この状態が続くと、心臓は耐え難い疲労によって心不全に陥ったり、最悪の場合は致死的な状況になることもあります。頻脈の原因となる病態がある場合にはその病態の治療を行い、発作性心房細動の場合は状況により、除細動を行う場合もあります（カルディオバージョン）。

頻脈の心房細動では、心電図波形でRR間隔の不整を見抜くことが困難な場合があります。その場合でも、トレンドグラフを見ると心房細動特有の帯状のグラフとなります。波形だけでなく、トレンドグラフを確認する癖をつけると、モニター心電図判読の精度が格段に向上します。

医師への報告例を**図1**に示します。

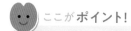

ここが**ポイント！**

心房細動（AF）

- 最も目にする機会の多い不整脈
- 本来は頻脈性の不整脈

LINK 心房細動（AF） p.28

図1 心房細動（AF）の医師への報告例

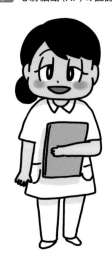

| S | ○○先生が主治医のAさんの報告です。先ほどから発作性心房細動（PAF）となっており、心拍数が170回/分近い状態となっています |

| B | 呼吸困難を主訴に入院し、心不全の診断で加療が開始されモニター心電図では洞調律で経過していましたが、利尿は不良で呼吸困難も持続していました。洞調律のときには心拍数は100回/分程度で経過していました |

| A | PAFとなってから、動悸や呼吸困難感などの自覚症状も悪化しており、早期の対応が必要であると思われます |

| R | 12誘導心電図もとってありますので、診察をお願いします |

頻脈性不整脈②
多源性心房頻拍（MAT）

　多源性心房頻拍（multifocal atrial tachycardia：MAT）は、RR間隔が不均等であり、一見すると心房細動のように見える不整脈です。心房細動との決定的な違いは、**P波がある**ことです。心房内のいくつかの場所から多源性に心房期外収縮が発生することで、このような不整脈となります。

　通常、心房期外収縮は一か所から刺激が発生します。その場合は出現のタイミングは毎回同じであり、また、連続性はないのが一般的です。一方で多源性心房頻拍では**いくつもの場所から期外収縮が発生するので、それぞれの期外収縮の出現タイミングが異なります。**また、**頻脈傾向**になります。

　心房は収縮しているので、血栓のリスクはほとんどありません。頻脈の程度にもよりますが、緊急性はないことが多いです。しかし、これまで見られなかったものが急に見られるようになった場合や頻脈が続く場合は、すみやかに医師への報告が必要となります。

　図1の波形では前のT波上にP波が発生しているものもありますのでわかりにくいかもしれませんが、心房期外収縮のT波は毎回形が変わることはありません。したがって、T波がほかよりも尖っていたり、二峰性になっていたりするものは、期外収縮のP波となります。

　医師への報告例を**図2**に示します。

ここが **ポイント！**

多源性心房頻拍の特徴

- RR間隔が不均等
- P波がある
- いくつもの場所から期外収縮が発生するため、それぞれの期外収縮の出現タイミングが異なる
- 頻脈傾向

図1 多源性心房頻拍（MAT）の波形

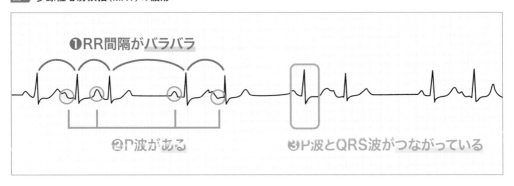

❶RR間隔がバラバラ

❷P波がある　　　❸P波とQRS波がつながっている

図2 多源性心房頻拍（MAT）の医師への報告例

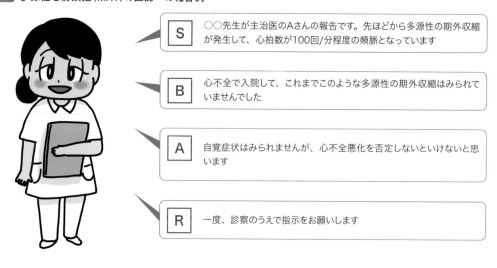

S ○○先生が主治医のAさんの報告です。先ほどから多源性の期外収縮が発生して、心拍数が100回/分程度の頻脈となっています

B 心不全で入院して、これまでこのような多源性の期外収縮はみられていませんでした

A 自覚症状はみられませんが、心不全悪化を否定しないといけないと思います

R 一度、診察のうえで指示をお願いします

COLUMN

MAT？　AF？　P波はある？ ない？　12誘導で確認しよう！

　多源性心房頻拍（MAT）の波形は、一見するとAFのように見えます。MATは臨床において目にする機会が少ないですし、逆にAFは臨床で目にする機会が多い不整脈ですので、なおさらAFと思いがちかもしれません。

　そのような場合に、「この波形はAF？　それともMAT？　どっちなの？」と悩みながら、モニターの波形とにらめっこするかもしれません。

　しかし、波形を判断する際にモニター心電図の波形を見て悩むことは、適切とは言えないかもしれません。p.11で述べたように、モニター心電図の主な目的は心拍数を数えることと、不整脈が出ているかどうかを判断することです。不整脈が出ていると判断した場合は、その不整脈が何であるのかをアセスメントするわけですが、p.13で述べたように波形のアセスメントはモニター心電図ではなく、12誘導心電図で行うことが望ましいのです。

　モニター心電図はあくまでも12誘導心電図のⅡ誘導に近似した波形の1つを出しているもので、細かな分析の材料とするには情報不足です。MATとAFの比較のように、そもそも似ている波形を判断する際の材料としては力不足なのです。そのようなときは原則として、12誘導心電図でのアセスメントが必要になります。12誘導心電図のⅡ誘導・V_1誘導・V_2誘導ではP波やAFの細動波が確認しやすいですので、そこで確実な判断をすることが求められます。

　特に、MATとAFの鑑別は慎重に行う必要があります。なぜならば、どちらの波形なのかによって、治療そのものが変わってくる可能性があるからです。それは、p.33で述べている左心房内血栓に対しての対応です。もともとAFで経過している患者さんでは、出血リスクがよほど高くない限り原則として血栓に対して抗凝固療法を行っています。しかし、これまで洞調律で経過していた場合には、AFとなった際に抗凝固療法が必要となる可能性があります。

　一方で、MATでは心房収縮が起こっていますから、抗凝固療法を行う必要がありません。抗凝固療法は出血リスクを伴いますし、不要な患者さんには絶対に実施しないものです。MATとAFの判断は、その導入のカギとなるものですから、より正確性が求められるのです。「不整脈の判断は医師がするから大丈夫」と考えるかもしれません。確かに、診断して処方やオーダーを出すのは医師の役割ですが、その臨床判断に対して、医師一人が責任を負っているのではありません。私たち医療従事者は常にチームで患者さんの治療やケアに当たります。そのためのツールの1つがモニター心電図ですが、常にモニター心電図の近くにいて、その変化を見ているのは医師ではなく看護師です。その不整脈の発生状況など、多角的に直接見聞きしているのは看護師です。報告の際に12誘導を基にした適切なSBAR報告があるのかないのかによって、MATかAFか、医師の適切なDecision making（意思決定）には大きな影響が及びます。12誘導心電図に苦手意識をもつ人は非常に多いです。しかし、ポイントをおさえれば難しいものではありません。**P波の有無の確認には、Ⅱ誘導・V1誘導・V2誘導というポイントをおさえましょう。**

　MATであった場合も、経過観察は必要です。なぜなら、MATはAFの一歩手前であることが多いからです。MATだったのに、気がついたらAFになっていたということも珍しくありません。その場合は、いち早くAFとしての薬剤調整が必要になります。何事も、早期発見、早期対応が大切です。

頻脈性不整脈③
伝導比が2：1以上の心房粗動（AFL）

　心房粗動は3：1や4：1伝導では心拍数が正常値となるため、経過観察することがほとんどですが、2：1の伝導になると心拍数が150回/分以上となることもあります（図1）。

　心拍数150回/分では、致死的というわけではありませんが、心臓はずっと走り続けているような状態です。この状態が続けば心臓はいずれ限界を超えて心不全になったり、時に致死的な状態になったりする場合もあります。

　1：1伝導では心拍数は300回/分程度となります。ここまでの頻脈となると、心臓は空打ち状態となるため致死的です。この場合は心肺蘇生が必要となります。機械的に除細動を行う必要があります。**この場合の報告はSBARで細かく報告するのではなく、緊急コールでいち早く人を集めなければなりません。**コードブルーやハリーコール、緊急コールなど、それぞれの病院で緊急時対応のルールが決まっていると思いますので、すみやかに緊急コールを行い、心肺蘇生を開始してください。

　医師への報告例を**図2**に示します。

ここが ポイント！

心房粗動

- 頻脈性不整脈となることが多い一方で、正常心拍数で経過することも多い
- RR間隔が一定
- 心電図は基線がノコギリの刃のようなギザギザ波形となる

LINK 心房粗動（AFL）　p.35

図1 伝導比が2：1以上の心房粗動（AFL）の波形

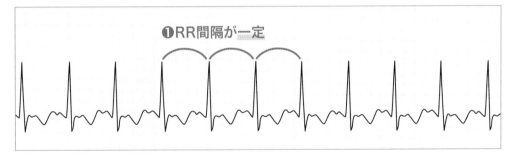

❶RR間隔が一定

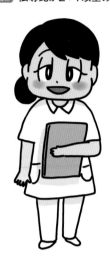

図2 伝導比が2：1以上の心房粗動（AFL）の医師への報告例

S	○○先生が主治医のAさんの報告です。先ほどから2：1の心房粗動と思われる頻脈となっています。心拍数は150回/分程度が続いています
B	心不全で入院して、モニター心電図上は洞調律で経過していました。患者さんに呼吸困難などの自覚症状はありませんでしたが、頻脈となってからは動悸と呼吸困難の訴えが聞かれています。また、頻脈に伴い血圧も洞調律で120/70mmHg程度であったものが80/60mmHgと低下している状況です
A	明らかな自覚症状と他覚症状が出ていますので、頻脈に対しての対応が必要な状況だと思われます
R	12誘導心電図をとってありますので、診察をお願いします

COLUMN

心拍数150を体験して、心臓の気持ちになってみよう！

　伝導比が2：1の心房粗動では、150bpm程度の心拍が持続します。心拍数150bpmとはどのくらいのものなのでしょうか？　皆さん、自分の心拍数を意識したことはありますか？

　以前であれば、普段の生活のなかで心拍数を意識するということはほとんどなかったと思います。そもそも、心拍数は心臓の拍動数ですので、確認するとなると聴診器で心音を聴診するか、モニター心電図を装着して確認するということになります。日常生活のなかでそのような方法で確認するのは困難ですので、確認するならば、脈拍数の確認ということになりますね。

　しかし、脈拍数であっても、以前であれば、なかなか生活のなかで意識することは少なかったと思います。それが昨今は、スマートウォッチの普及により、脈拍数の確認が容易となり、日常生活のなかでも脈拍数を意識する機会が増えてきました。では、実際にご自身のスマートウォッチを見返してみて、その日の脈拍数の最大値を確認してみましょう。確認しても、おそらく脈拍数150以上というのは見当たらないのではないでしょうか。通常、私たちの日常生活のなかで、脈拍数が150を超えるような活動というのはまずありません。

　例えば、マンションの階段を1階から5階まで上ったとしても、そこまでの脈拍数にはならないでしょう。せいぜい130くらいかと思います。150を超えるとなると、それなりに本格的な運動をしなければなりません。ジョギングで軽く汗を流す程度の走りでも、やはり脈拍数130〜140程度でしょう。脈拍数が150を超える運動となると、5kmを本気で完走するくらいの運動量が必要になってくると思います（あくまでも、筆者の体力と経験に基づきます）。

　心臓の拍動は、身体活動に応じて速くなったり、元の速さに戻ったりするわけですが、当然、心拍が速いときには心臓そのものに負担がかかっています。心臓は筋肉の塊です。もともと他の筋肉に比べても酸素需要が高く、心拍が速くなっている状況での心臓の筋肉の負担は相当なものとなっているのです。その状況が持続するのですから、2：1の心房粗動の持続がどれほど心臓にとって負担になるかが想像できるのではないでしょうか。心臓にはきわめて過酷な状態なわけです。頻脈や徐脈など、不整脈を見つけたときには、心臓の気持ちになって、どれほど過酷な状態なのかを考えることが大切ですね。

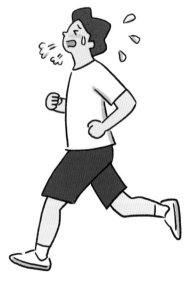

頻脈性不整脈④
洞頻脈

洞結節の自動能が、何らかの理由により亢進している状態です。心電図上の特徴は、3つのポイントをすべて満たしている洞調律波形であるということです。ただし、心拍数が100回/分以上の場合に洞頻脈と呼びます（**図1**）。

洞頻脈の原因はさまざまで、感染症などの疾患やそれに伴う発熱（代謝亢進）、あるいは甲状腺機能亢進や精神的な反応による交感神経の興奮などが挙げられます。心疾患による心負荷の増大でも洞頻脈となります。当然、運動時にも体の酸素需要に応じて洞頻脈となります。

大切なことは、**運動などによる生理的な心拍数の上昇なのか、あるいは疾患に関連する異常な心拍数の上昇なのかを見きわめること**です。安静状態が続いている患者さんで正常心拍数だったものが洞頻脈となったのであれば、

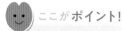

ここが ポイント！

洞頻脈

- 洞結節の自動能が、何らかの理由により亢進している状態
- 洞調律波形である
- 心拍数が100回/分以上

図1▶ 洞頻脈の波形

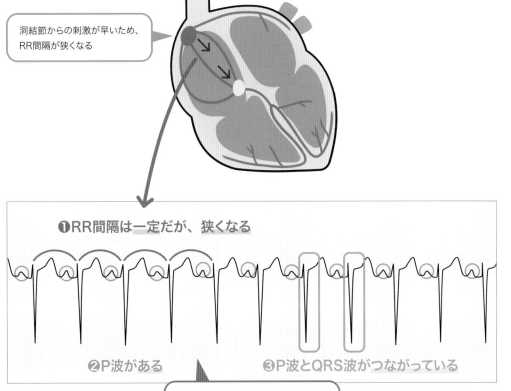

洞結節からの刺激が早いため、RR間隔が狭くなる

❶RR間隔は一定だが、狭くなる

❷P波がある　　❸P波とQRS波がつながっている

3つのポイントをすべて満たしているが、心拍数が100回/分以上

何らかの異常が原因となっているはずです。ベッドサイドでの観察と、そこからの看護アセスメントのうえで、適切な報告（SBAR）をすることが重要です（図2）。

　トレンドグラフでは時間経過により、徐々に頻脈となっていきます（図3）。

図2 洞頻脈の医師への報告例

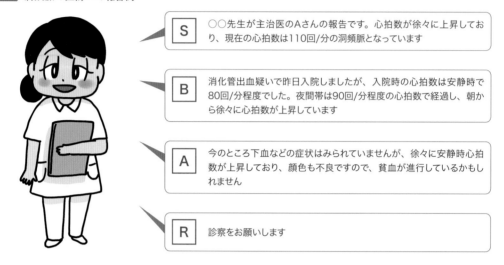

S　○○先生が主治医のAさんの報告です。心拍数が徐々に上昇しており、現在の心拍数は110回/分の洞頻脈となっています

B　消化管出血疑いで昨日入院しましたが、入院時の心拍数は安静時で80回/分程度でした。夜間帯は90回/分程度の心拍数で経過し、朝から徐々に心拍数が上昇しています

A　今のところ下血などの症状はみられていませんが、徐々に安静時心拍数が上昇しており、顔色も不良ですので、貧血が進行しているかもしれません

R　診察をお願いします

図3 洞頻脈のトレンドグラフ

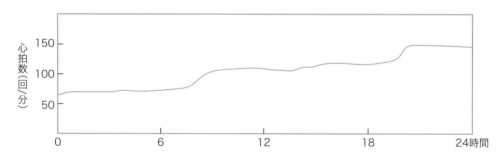

頻脈性不整脈⑤
発作性上室性頻脈（PSVT）

　発作性上室性頻脈（paroxysmal supraventricular tachycardia：PSVT）は、心房を経由する**リエントリー**と呼ばれる刺激伝導の異常が発生することで、120回/分以上の頻脈が起こります。時に200回/分を超える頻脈となることもあります。

　QRS-T波は通常の波形と同様でnarrow QRS波であり、QRS波とQRS波の間隔（RR間隔）は規則的となります（**図1**）。PSVTはnarrow QRS波ですので、洞頻脈なのか、PSVTなのか、一見するとわからないことがあります。

　洞頻脈との決定的な違いは、頻脈へのなり方です。洞頻脈は徐々に心拍数が上昇していきます。PSVTはその名のとおり、**発作性に突然、頻脈**となります。洞頻脈との見分けはトレンドグラフを活用するとよいでしょう（**図2、3**）。

　同じように突然頻脈となる不整脈に、**心房粗動（AFL）**があります。AFLもRR間隔が規則的であり、2：1伝導の心房粗動との判別が非常に困難なことが多いです。特に、モニター心電図上では判別困難なことが多く、いずれの場合も12誘導心電図での判読が必須となりますが、12誘導心電図でも判読困難な場合もある頻脈です。

　発生の状況も心房粗動に似ています。心房粗動では心房内に1分間に300回ほどの刺激のループが発生していました。発作性上室性頻脈（PSVT）はそこまでの高速回転ではありませんが、リエントリー回路による120〜200回/分程度の刺激のループが発生し、その刺激がすべて刺激伝導系の流れに乗ることで頻脈となります。また、心房粗動のような伝導比による心拍数の変化もありません。

　発作性上室性頻脈（PSVT）そのものが致死的となることはほとんどありませんが、頻脈が速ければ速いほど、心臓は拡張相の時間が短くなり、血液を十分にためられない状態で収縮することになります。したがって、循環血液量そのものは減少し、血圧の低下をまねいたり、脳血流の低下によるめまいや眼前暗雲感などの症状がみられることがあります。

> 😊 **ここが** ポイント！
>
> **洞頻脈との違いは頻脈になるスピード**
>
> ● 洞頻脈は徐々に心拍数が上昇する
> ● 発作性上室性頻脈は発作性に突然、頻脈となる

> 😊 **ここが** ポイント！
>
> **心房粗動（AFL）**
>
> ● 伝導比が3：1や4：1では心拍数が正常値となる
> ● 伝導比が2：1になると心拍数が150回/分以上となることもある

LINK 心房粗動（AFL）　p.53

図1 発作性上室性頻脈（PSVT）の波形

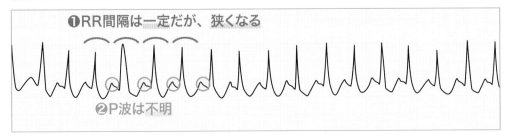

❶RR間隔は一定だが、狭くなる

❷P波は不明

図2 洞頻脈のトレンドグラフ

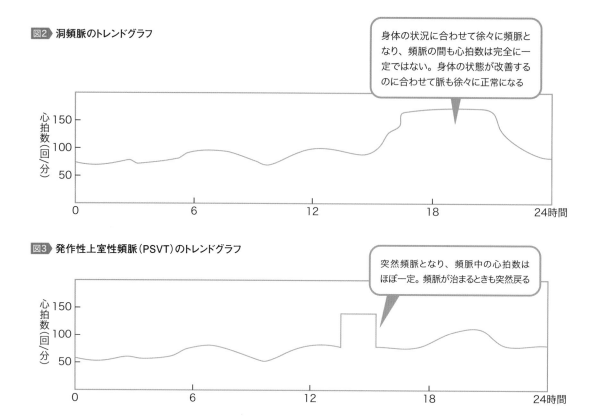

身体の状況に合わせて徐々に頻脈となり、頻脈の間も心拍数は完全に一定ではない。身体の状態が改善するのに合わせて脈も徐々に正常になる

図3 発作性上室性頻脈（PSVT）のトレンドグラフ

突然頻脈となり、頻脈中の心拍数はほぼ一定。頻脈が治まるときも突然戻る

　また、頻脈に伴う動悸や呼吸困難感の訴えなどがみられることがあります。多くは突然発生し突然洞調律に戻りますが、発作が頻回であったり、持続時間が長い症例では薬物治療や、カテーテルによるリエントリー回路の焼灼術が行われることがあります。

　医師への報告例を**図4**に示します。

図4 発作性上室性頻脈（PSVT）の医師への報告例

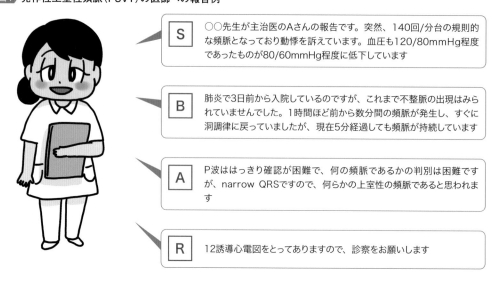

S ○○先生が主治医のAさんの報告です。突然、140回/分台の規則的な頻脈となっており動悸を訴えています。血圧も120/80mmHg程度であったものが80/60mmHg程度に低下しています

B 肺炎で3日前から入院しているのですが、これまで不整脈の出現はみられていませんでした。1時間ほど前から数分間の頻脈が発生し、すぐに洞調律に戻っていましたが、現在5分経過しても頻脈が持続しています

A P波ははっきり確認が困難で、何の頻脈であるかの判別は困難ですが、narrow QRSですので、何らかの上室性の頻脈であると思われます

R 12誘導心電図をとってありますので、診察をお願いします

リエントリー

　通常の刺激伝導とは別に、刺激が一部でくるくると回り続けてしまう現象で、いくつかの頻脈性不整脈はこのリエントリーが原因となって発生します。

　リエントリーの発生経路はいくつかの種類があります（**図1**）。どのリエントリーであるかによって、P波の出現場所が変わります。QRS波の前にP波が出現するもの、QRS波の中にうずもれて見えないもの、QRS波の後に出現するものがあります。

図1 リエントリーのしくみ

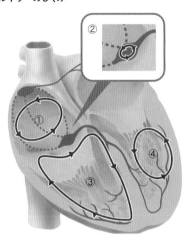

①心房内リエントリー頻脈（AT）
②房室結節リエントリー頻脈（AVNRT）
③房室リエントリー頻脈（AVRT）
④心室頻拍（VT）

徐脈性不整脈

徐脈性不整脈には、生理的なものと病的なものとがあります。

運動習慣のある方は、心臓が鍛えられていることにより、1回の心収縮で全身に送り出す血液量が多くなることで、循環血液量を数で稼ぐ必要がないため、徐脈傾向になることがあります。「スポーツ心臓」などと呼ばれることもありますが、こうした徐脈に対しては医療的な介入の必要はありません。

一方で、**徐脈によって循環血液量が減少してしまう場合は、医療的な介入が必要となります**。患者さんの自覚症状としては、めまいや眼前暗雲感、意識消失などの症状があります（アダムス・ストークス症候群）。それ以外にも、認知機能の低下や心不全などの症状が出現することもありますし、血圧が著しく低下したり、逆に血圧が徐脈に伴って上昇することもあります。

病的な徐脈は、心電図上で特徴的な異常が見られますが、心房（洞結節）に異常がある場合と、心房→心室の刺激伝導に異常がある場合の2つに大別することができます。病的な徐脈によりアダムス・ストークス症候群が見られる場合は、ペースメーカーの適応になります。ペースメーカーについてはPART 3で詳しく説明します。

徐脈性不整脈は、そもそもそれが原因で入院している場合がほとんどです。したがって、入院理由がその不整脈であれば報告の必要はありません。

しかし、ペースメーカーの手術を待機している状態でも、主治医が把握していない自覚症状が出現しているのであれば、すみやかに報告しましょう。

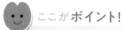

徐脈の主な自覚症状

- めまい
- 眼前暗雲感
- 意識消失

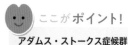

アダムス・ストークス症候群

徐脈性不整脈や心拍出低下など、心臓が原因である脳虚血によって生じるめまいや意識消失発作をいう

LINK アダムス・ストークス症候群　p.34

COLUMN

めまい、意識消失は徐脈のサイン

患者さんからめまいの訴えがあることはたびたびあると思います。また、時に瞬時的な意識消失を起こした場面を目にすることもあると思います。そうした場面に遭遇した際に、最初に疑うのは脳の異常と思う方は多いのではないでしょうか？　もちろん、それはまったく間違いではありません。めまいや意識消失は脳に原因があることは多いですし、しっかりとその疑いは晴らしておく必要があります。

しかし、脳だけではなく、心臓の異常も疑って、その疑いを晴らしておくことが重要です。めまいや意識消失の原因の1つとして、一定の割合で徐脈が隠れていることがあるからです。本文中のアダムス・ストークス症候群が、まさにそれです。特に、脳や神経系の検査で異常が見られなかった場合などは、徐脈を疑い、ホルター心電図でしっかりと検査しておくことも推奨されます。

しかし、ホルター心電図の検査以前にモニター心電図を装着するだけでも、ほとんどの徐脈を発見することができます。これまでに見られなかっためまいや意識消失があった場合には、モニター心電図を装着しておくことが望ましいでしょう。ただし、モニター心電図の装着は病院ごとに運用基準が異なる可能性がありますので、皆さんの病院の運用については確認しておいてくださいね。

徐脈性不整脈①
洞不全症候群（SSS）

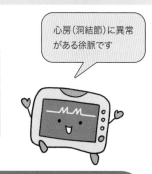

心房（洞結節）に異常がある徐脈です

　洞不全症候群（sick sinus syndrome：SSS）は、洞結節からの刺激発生に問題があることによって起こる徐脈性不整脈の一連の症候群です。その発生機序により、Ⅰ群〜Ⅲ群に分類されます。

　経過観察でよいものから、治療介入を要するものまで対応が異なるため、分類ごとの理解を深める必要があります。

Ⅰ群：洞徐脈

　3つのポイントをすべて満たしている洞調律ですが、心拍数が正常範囲よりも明らかに遅く、徐脈（心拍数60回/分未満[50回/分未満とするものもある]）となっているものを洞徐脈といいます（**図1**）。前述したスポーツ心臓などでみられることがありますが、通常、治療の適応とはなりません。徐脈により、自覚症状を有する場合はペースメーカーの植込みが考慮されることもあります。

図1 洞徐脈の波形

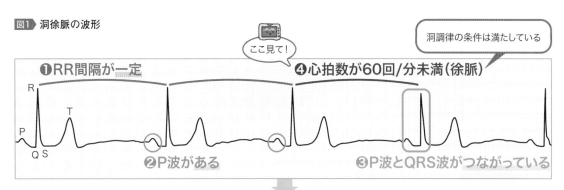

ここ見て！

洞調律の条件は満たしている

❶RR間隔が一定　　❹心拍数が60回/分未満（徐脈）

❷P波がある　　❸P波とQRS波がつながっている

対応
特に問題ないが、高齢者や心不全患者では注意

Ⅱ群：洞停止・洞房ブロック

　洞結節からの刺激が出ないことで、一定時間心収縮が起こらない状態（pause）が見られるものを洞停止といいます。

　洞停止に類似した心電図波形で洞房ブロックと呼ばれるものがあります。これは、洞結節からの刺激は出ていますが、その刺激が閉じ込められて心房に伝達されない状態です。

　この2つの違いを心電図だけで判断することは困難であり、治療上、2つを分ける意義もほとんどないことから、洞不全症候群のⅡ群としてひとくくりに分類されます（図2）。

　pauseがどの程度続くかによって、自覚症状も対応も変わってきます。一般的に、pauseが4〜5秒以上に及ぶと意識消失（アダムス・ストークス症候群）が起こります。意識消失にまで至らなくても、めまい症状や眼前暗雲感がみられることがあります。このような状態では、ペースメーカーの植込みの適応です。医師への報告例を図3に示します。

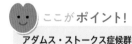

ここがポイント！

アダムス・ストークス症候群

徐脈性不整脈や心拍出低下など、心臓が原因である脳虚血によって生じるめまいや意識消失発作をいう

LINK アダムス・ストークス症候群　p.34

図2 洞停止・洞房ブロックの波形

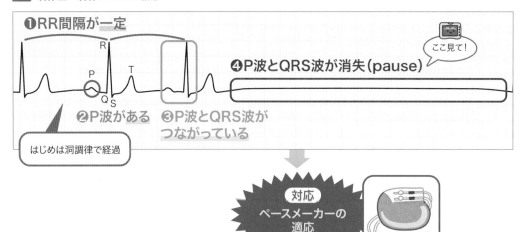

❶RR間隔が一定

R
P
T
Q S

❷P波がある　❸P波とQRS波がつながっている

はじめは洞調律で経過

❹P波とQRS波が消失（pause）

ここ見て！

対応
ペースメーカーの適応

図3 洞不全症候群の医師への報告例

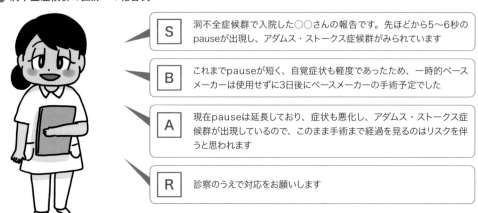

S 洞不全症候群で入院した○○さんの報告です。先ほどから5〜6秒のpauseが出現し、アダムス・ストークス症候群がみられています

B これまでpauseが短く、自覚症状も軽度であったため、一時的ペースメーカーは使用せずに3日後にペースメーカーの手術予定でした

A 現在pauseは延長しており、症状も悪化し、アダムス・ストークス症候群が出現しているので、このまま手術まで経過を見るのはリスクを伴うと思われます

R 診察のうえで対応をお願いします

COLUMN 洞停止と洞房ブロックの見分け方

　本文中に記載したように、洞停止と洞房ブロックの違いを心電図で完全に見分けることは困難です。なぜなら、どちらもP波もQRS波も消失したpauseとして心電図上で確認できるという点において、まったく共通しているからです。

　ですが、その発生機序の違いにより、P波とQRS波の消失の仕方に特徴があり、場合によっては洞停止なのか、洞房ブロックなのか、およその予測が立てられることがあるのです。

　洞停止は洞結節からの刺激そのものが出なくなっており、**P波が消失します**。そして、**どのタイミングで次のP波が出現するかの予測は立てられません**（図1）。

図1 洞停止の場合のP波出現のタイミング

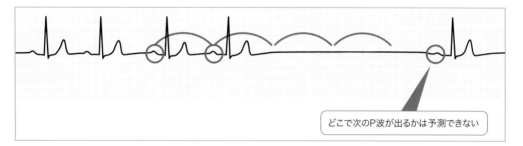

どこで次のP波が出るかは予測できない

　一方で、洞房ブロックは洞結節自体の活動は持続しています。洞結節から出された刺激が心房に行き渡らずに閉じ込められているような状態です（図2）。

　したがって、閉じ込められた状態から解放された際には、**持続して発せられている洞調律のタイミングでP波が復活します**（図3）。

　このように、pauseの前のP波とP波の間隔を測って、pauseに当てはめることで、洞停止なのか、洞房ブロックなのかをある程度予想することはできます。しかし、洞停止でもたまたまタイミングが合って洞房ブロックのようなタイミングでP波が復活することもあり、波形で完全に見分けることはできないのです。

図2 洞房ブロックの際の洞結節の刺激

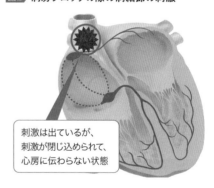

刺激は出ているが、刺激が閉じ込められて、心房に伝わらない状態

図3 洞房ブロックの場合のP波出現のタイミング

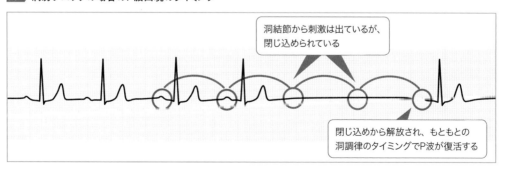

洞結節から刺激は出ているが、閉じ込められている

閉じ込めから解放され、もともとの洞調律のタイミングでP波が復活する

Ⅲ群：徐脈頻脈症候群

発作性心房細動などの上室性頻脈が停止した際にpauseが見られ、その後に洞調律に回復するものをいいます（**図4**）。ここで問題となるのは上室性頻脈から洞調律に回復する際の状況です。上室性頻脈が停止し、洞調律に回復する際の回復時間を洞結節回復時間（sinus node recovery time：SNRT）といいます。この時間が延長しpauseが見られ、アダムス・ストークス症候群があればペースメーカーの適応となります。

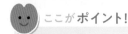
ここが**ポイント**！

徐脈頻脈症候群

心房細動後にポーズが出現し、しばらくすると洞調律で動き出す波形が特徴

LINK 徐脈頻脈症候群　p.30

図4 徐脈頻脈症候群の波形

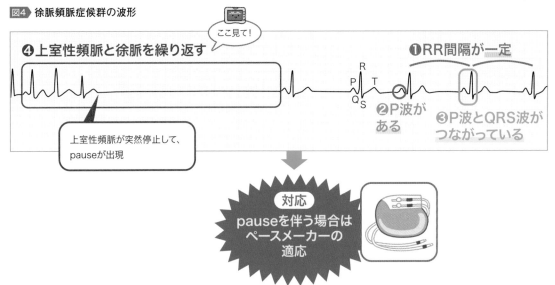

ここ見て！

❹上室性頻脈と徐脈を繰り返す

❶RR間隔が一定

R
P　　T
Q
S

❷P波がある

❸P波とQRS波がつながっている

上室性頻脈が突然停止して、pauseが出現

対応
pauseを伴う場合はペースメーカーの適応

COLUMN

アダムス・ストークス症候群のこわい話

　p.34のコラム「アダムス・ストークス症候群」にも記載したように、アダムス・ストークス症候群は危機的状況に陥る可能性のあるきわめて危険な状態です。日常生活のなかでアダムス・ストークス症候群が起こった場合は危険です。特に、ADLが自立し、社会生活を普通に過ごすことができる人に起こった場合は、大きな事故につながる危険があります。例えば、車やバイクなどの運転中にアダムス・ストークス症候群が起こった場合には、相当な確率で事故につながってしまいます。

　ここで、筆者自身の体験をお話しします。実は、数年前に筆者自身が発作性心房細動になったことがありました。その日は、日曜日で仕事が休みだったのですが、突然の動悸を感じ、胸に手を当てて心拍を確認すると150bpm以上の不整脈でした。発作性心房細動だと判断し、勤務先の病院に電話をして受診希望を伝えました。

　しかし、車で30分以上かかるため、どうしようかと悩みました。少し焦っていたこともあり、「このまま様子をみるわけにもいかないし、自分で車を運転して病院に向かおう」とも考えましたが、「いや、ちょっと待てよ。もしも運転中にアダムス・ストークス症候群が起こった場合は大変なことになる」と一呼吸おいて冷静に判断しました。最終的には、近くに住む身内に病院までの搬送を依頼することができ、無事に勤務先の病院を受診し、入院となりました。

　結果的には、アダムス・ストークス症候群を起こすこともなく、自然に洞調律に回復しました。あのとき、焦りのままに自分で運転して病院に向かい、万が一アダムス・ストークス症候群が起こっていたらと思うと、少しぞっとします。

徐脈性不整脈②
心房細動（AF）

心房細動（AF）は、正常心拍数の不整脈の項でも、頻脈性不整脈の項でも登場していますが、徐脈となることもあります（図1）。すでに述べているように、AFは原則的に頻脈性の不整脈です。

しかし、薬剤の影響や疾患の影響、ほかの不整脈の合併により、徐脈となることがあります。薬剤の影響の場合は薬剤調整により、正常心拍数にコントロールできることがあります。コントロールできない場合は、徐脈に対してはペースメーカーを植込まなければならないことがあります。

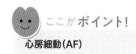

ここがポイント！

心房細動（AF）

● 最も目にする機会の多い不整脈
● 本来は頻脈性の不整脈

LINK 心房細動（AF）　p.28, 50

図1 心房細動（AF）の波形

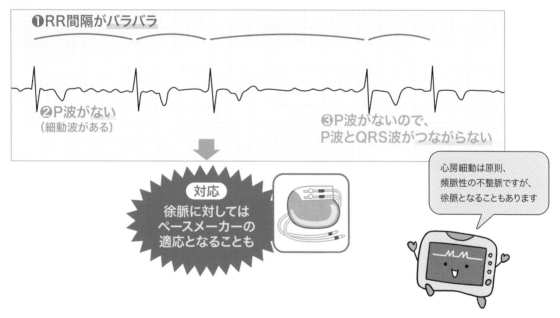

❶RR間隔がバラバラ

❷P波がない
（細動波がある）

❸P波がないので、
P波とQRS波がつながらない

対応
徐脈に対しては
ペースメーカーの
適応となることも

心房細動は原則、
頻脈性の不整脈ですが、
徐脈となることもあります

徐脈性不整脈③
房室ブロック（AV Block）

徐脈の原因となるもう1つの代表格は、**房室ブロック**（AV Block）です。房室ブロックは、心房と心室の刺激伝導がうまくいかないことで起こる徐脈性不整脈です。

房室ブロックの最大の特徴は、**洞結節は正常**ということです。つまり、**P波は正常に出現しますが、それに続くはずのQRS波の出現のタイミングに異常が見られる**のです。

房室ブロックは病態により、Ⅰ度、Ⅱ度、Ⅲ度に分類されます。

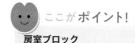
ここが**ポイント！**

房室ブロック

● 洞結節は正常
● P波は正常に出現
● QRS波の出現のタイミングに異常がみられる
● 病態により、Ⅰ度、Ⅱ度、Ⅲ度に分類される

Ⅰ度房室ブロック

Ⅰ度房室ブロックは、3つのポイントを満たしている洞調律波形です（**図1**）。

正常波形と違う点は、P波の始まりからQRS波の始まりまでの時間が0.2秒以上あるという点です。刺激伝導系に何らかの不具合があり、洞結節からの刺激が房室結節に至るまでに時間がかかってはいますが、自覚症状もないことがほとんどで、**原則的に治療の適応はありません**。

しかし、刺激伝導系の不具合が悪化することで、Ⅱ度房室ブロックやⅢ度房室ブロックが出現することもありますので、めまいや動悸などの症状が出現した場合は注意して観察する必要があります。

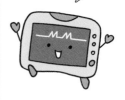
心房と心室の連絡路に異常がある徐脈です

図1 Ⅰ度房室ブロックの波形

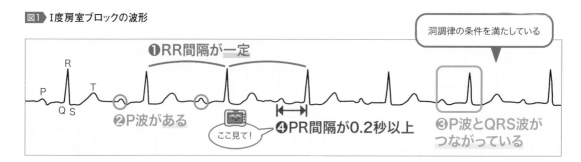

Ⅱ度房室ブロック

　Ⅱ度房室ブロックは、比較的危険度の低い**ウェンケバッハ型**と、危険度の高い**モービッツ型**の2種類に分類されます。

■ ウェンケバッハ型（Wenckebach）

　P波とQRS波の間隔（PR間隔）が徐々に延長し、一定の延長に達したときに1拍だけQRS波が脱落する波形が特徴的です（**図2**）。QRS波の脱落は1拍だけであり、脱落するタイミングも原則毎回決まったタイミングです。したがって、めまいや意識消失に至るような長いpauseは発生しません。

　危険度は低いため、**原則的には治療対象とはならずに経過観察**します。

■ モービッツ型（Mobitz）

　モービッツ型ではPR間隔は常に一定ですが、**前触れなくQRS波が脱落します。どのタイミングでQRS波が脱落するのかわからないのは大きなリスク**ですが、2拍に1回脱落したり、時には連続でQRS波が脱落することもある**大変危険な不整脈**といえます（**図3**）。

　モービッツ型は、原則的に恒久式ペースメーカー（植込み型）の治療対象となります。

> ここが **ポイント！**
>
> **ウェンケバッハ型**
>
> - P波とQRS波の間隔（PR間隔）が徐々に延長する
> - 一定の延長に達すると1拍だけQRS波が脱落する
> - 脱落するタイミングも原則毎回決まったタイミングである
> - 原則的には経過観察

> ここが **ポイント！**
>
> **モービッツ型**
>
> - PR間隔は常に一定だが、前触れなくQRS波が脱落する
> - QRS波の脱落頻度や回数は不規則である
> - 原則的に恒久式ペースメーカー（植込み型）の治療対象となる

図2 ▶ ウェンケバッハ型の波形

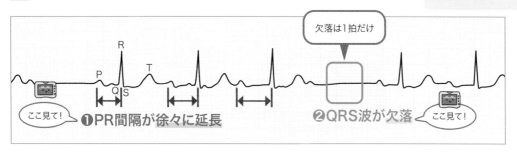

①PR間隔が徐々に延長　　②QRS波が欠落
欠落は1拍だけ　　ここ見て！　　ここ見て！

図3 ▶ モービッツ型の波形

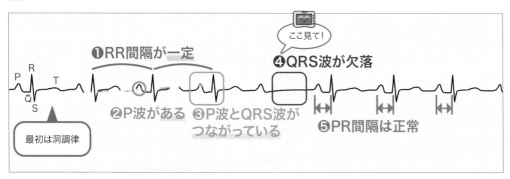

①RR間隔が一定　　④QRS波が欠落
②P波がある　③P波とQRS波がつながっている　⑤PR間隔は正常
ここ見て！　　最初は洞調律

危険なモービッツ型房室ブロック
（高度房室ブロック：Advanced AVB）

　モービッツ型房室ブロックは、どこでQRS波が欠落するかが予測できないところが危険な要因です。その危険な要因が出てしまっているのが、ここで紹介する波形です。モービッツ型房室ブロックのなかでも「**高度房室ブロック（Advanced AVB）**」と呼ばれ、危険度の高いものとして分類されています。

2：1房室ブロック

　モービッツ型房室ブロックのなかでも、P波2回に対してQRS波が1回しか出現しないものを**2：1房室ブロック**と呼びます（**図1**）。人の心臓は人体が必要な血流を確保するために、洞結節が刺激を出して血液を拍出します。そのために必要な心拍数が、P-QRS-Tの波として心電図で確認できます。

　2：1房室ブロックでは、**必要な心拍数は洞結節が刺激を出したP波の数**ということになるのですが、実際の血液拍出はQRS波になるので、**必要な血液量の半分しか心拍出がありません**。この状態を放置していれば、めまいや眼前暗雲感、意識消失などのアダムス・ストークス症候群が出現したり、心臓自体も血流不足により心不全になってしまいます。すみやかにペースメーカー治療が必要な不整脈です。

図1 2：1房室ブロックの波形

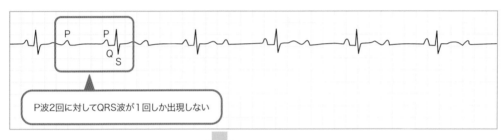

P波2回に対してQRS波が1回しか出現しない

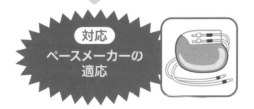

対応
ペースメーカーの
適応

3：1房室ブロック

　3：1房室ブロックでは、P波3回に対してQRS波が1回しか出現していません（**図2**）。つまり、**必要な心拍数の1/3しか心拍がない**ということになります。

　3：1の房室ブロックでは高率でアダムス・ストークス症候群が出現し、心不全のリスクも2：1房室ブロック以上に高くなります。すみやかなペースメーカー治療を要します。

図2 3：1房室ブロックの波形

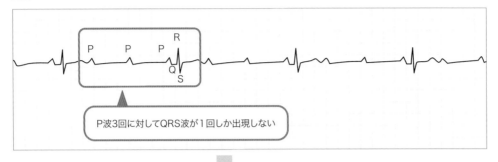

P波3回に対してQRS波が1回しか出現しない

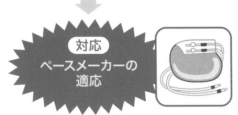

発作性房室ブロック

　発作性房室ブロックは、QRS波が脱落し続けるきわめて危険な不整脈です（**図3**）。一般的に、4〜5秒脳の血流が途絶すると意識消失するといわれていますので、QRS波が欠落し続ける発作性房室ブロックでは、高率で意識消失発作が出現します。

　QRS波がいつまで脱落するのかは予測ができず、**この状態は心肺停止の状況と同様**なので、胸骨圧迫での対応が必要となります。可及的すみやかに臨時的な対応として、体外式の一時的ペースメーカーを挿入して対応し、手術の準備が整い次第、ペースメーカー植込みを行わなければなりません。

図3 発作性房室ブロックの波形

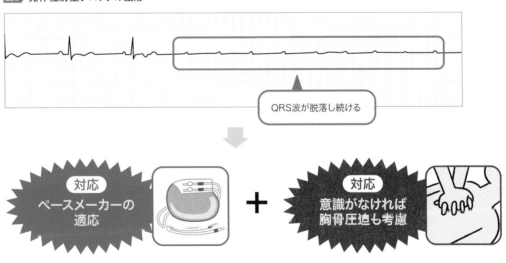

QRS波が脱落し続ける

Ⅲ度房室ブロック（完全房室ブロック：complete AVB）

　Ⅲ度房室ブロックでは、**洞結節から房室結節への刺激伝導が完全に遮断**されます（**図4**）。刺激が房室結節に届かないため、房室結節は洞結節がはたらくのをやめたと勘違いしてしまいます。刺激伝導系は上からの刺激がないときには、次の管理に当たる房室接合部が自動能により動き出します。モニター心電図では、QRS波は房室接合部のリズムで発生します。

　本来必要な心拍数はP波の数なのですが、房室接合部の自動能はゆっくりであるため、QRS波はP波に比べて著しく少なくなります。つまり、著しい徐脈を呈します。そうすると、脳への血流が減少し、めまいや意識消失発作を起こすことがあります。また、心臓自体への血液供給も少なくなり、心臓が酸欠状態で動き続けることで心不全になったりします。原則的に恒久式ペースメーカーの治療対象となります。

図4 ▶ Ⅲ度房室ブロックの波形

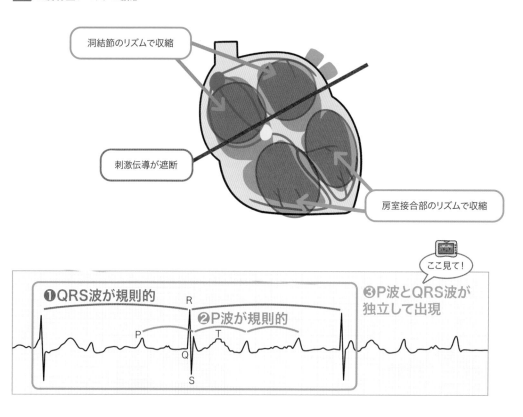

洞結節のリズムで収縮

刺激伝導が遮断

房室接合部のリズムで収縮

ここ見て！

❶QRS波が規則的

❷P波が規則的

❸P波とQRS波が独立して出現

R
P
Q
S
T

致死的不整脈

　致死的不整脈とは、適切な心肺蘇生を行わなければ確実に死に至る不整脈のことです。特に、**心室頻拍（VT）、心室細動（VF）、無脈性電気活動（PEA）、心静止の4つをまとめて「心停止」と呼び、これらの波形が現れたら、すぐに心肺蘇生を行う必要があります**。致死的不整脈の心肺蘇生は1分1秒を争う状態です。**いかにすみやかに救命のためのスタッフを招集するかがきわめて重要**です。したがって、**通常の報告のように「SBAR」によるていねいな報告は適しません**。

　報告の方法については、病院ごとに規則が決まっていることが多いです。「緊急コール」や「コードブルー」、「ハリーコール」など、自分の所属する施設の緊急時のコール方法を把握しておきましょう。

　致死的不整脈をモニター心電図で確認したら、原則的にアメリカ心臓協会（American Heart Association：AHA）のBLSアルゴリズムで対応することが推奨されます（図1）。また、除細動器については、不整脈によって使用の適応が異なるため注意が必要です。

ここが ポイント！

心停止

- 心室頻拍（VT）
- 心室細動（VF）
- 無脈性電気活動（PEA）
- 心静止

図1 致死的不整脈の対応

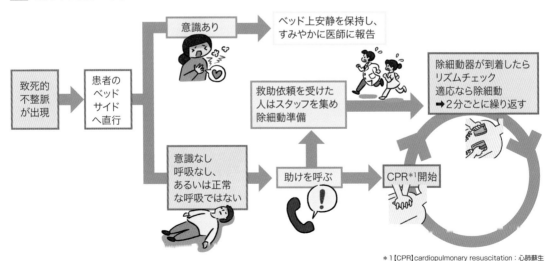

＊1【CPR】cardiopulmonary resuscitation：心肺蘇生

致死的不整脈①
心室頻拍(VT)

　心室頻拍(ventricular tachycardia：VT)は、幅の広いQRS波(wide QRS波)が連続するのが特徴です(図1)。RR間隔はほぼ等間隔で、P波は確認できません。wide QRSの頻拍では、心拍数が早ければ早いほど脈が触れなくなり、脈が触れない時点で心停止の状態になります。

　心室細動(VF)に移行することもあり、迅速な救命措置が必要です。

図1 心室頻拍(VT)の波形

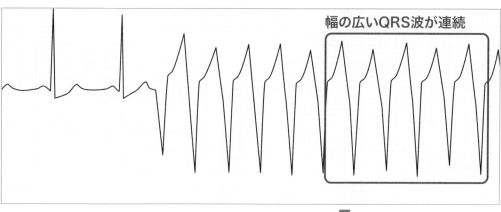

幅の広いQRS波が連続

VT波形

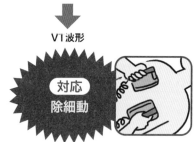

対応
除細動

①特殊な心室頻拍(VT):TdP

　心室期外収縮(PVC)の項で説明しましたが(p.41)、Lawn分類5の「R on T」がきっかけとなり**Torsades de pointes(TdP:トルサード・ド・ポアント)**と呼ばれるVTが発生することがあります(**図1**)。TdPはきわめて速い頻脈で、脈は触れず患者さんは心肺停止の状態です。洞調律に自然に戻ることもありますが、ほとんどの場合はまたすぐにR on TからTdPが出現します。対応が遅れると心室細動(VF)に移行することもあります。

　迅速な救命措置が必要です。

　除細動を行うと洞調律に戻ることが多いですが、R on Tの出現が続くと、結局はまたTdPが出現します。大切なことは、**R on Tの出現を予防すること**です。そのためには、**PVCが出現しているのを見たら、R on Tになっていないかどうかを確認する癖をつけておくこと**です。

図1 ▶ TdPの波形

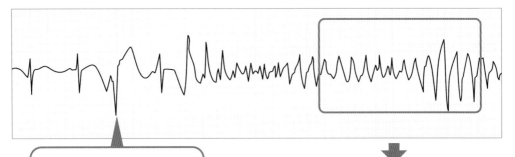

前のQRS波に乗っかるような形で
期外収縮が生じている(R on T)

異なる幅のwideQRSが発生する

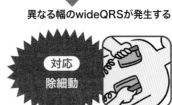

対応
除細動

②VTアラームが鳴ったとき、どうする?

　モニター心電図には、ある程度の不整脈を判読する機能が備わっています。VTやVFなどの致死的不整脈や、Asystole(心静止)といった、即時対応が必要なものについては判別し、アラームが鳴るようになっています。

　では、実際にVTのアラームが鳴ったときに、皆さんはどのような対応をしているでしょうか。

　まずとるべき行動は、**すみやかにベッドサイドに走り、患者さんの状態を確認する**ということですね。時々、モニター心電図の前でVTアラームが鳴っている波形を見ながら、本当にVTなのか、そうでないのかを悩んでいるスタッフを目にします。もし、本当にVTであったならば1秒でも早い対応が必要となりますので、モニターの前で悩む暇があればベッドサイドに走り、患者さんの状態を確認することが必要です。

　では、その際にモニター心電図から鳴っているアラームをどうしますか?　アラームを止めますか?　アラームを鳴らしたままにしますか?　致死的不整脈が発生した場合というのは、すみやかにベッドサイドに行くことと同じくらい、いち早くスタッフを集めることが求められます。当院では、致死的アラームが鳴った際に、どのスタッフでも気がつくようにアラーム音を危機感のあるものにしており、かつ音量がかなり大きくなっています。

　しかし、そのアラームもすぐに消音されてしまっては、多忙な業務を抱えるほかのスタッフが気づけないかもしれません。もちろん状況にもよるとは思います。ベッドサイドに看護師が付き添いながら、モニター電極を貼り替えている最中であったり、あるいは清潔ケアをしている最中であることがわかっている場合などは消音することもあるでしょう。しかし、その確認ができていない場合は、本当のVTかもしれませんし、そうであれば、すみやかに人を集める必要があります。そのような場合、アラームを消音することは適切ではないかもしれません。

　このような**致死的不整脈のアラームが鳴った場合の運用は、皆さんの働く病院でしっかりと共通認識をもつこと**が重要です。運用ルールが明確であれば、より安全なモニター心電図管理につながります。

致死的不整脈②
心室細動（VF）

　心室細動（ventricular fibrillation：VF）では波形は乱れ、QRS波を確認することはできません（図1）。心室そのものがけいれんを起こしており、**いっさいの心拍出がない状態**です。一刻も早く心肺蘇生をしなければ、確実に死に至ります。

図1　心室細動（VF）の波形

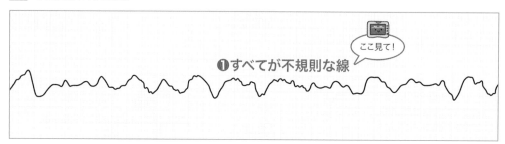

ここ見て！

❶すべてが不規則な線

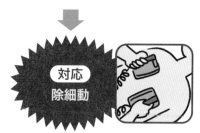

対応
除細動

COLUMN

どうせまたノイズ

　モニター心電図管理をするうえで重要なことは、偽アラームを鳴らさないということです。偽アラームとは、ノイズなどをモニター心電図が誤認識することでアラームが鳴ることです。よくあるのはノイズをVTやVFと誤認識するものです。

　ノイズ発生の原因は、**電極がしっかり貼られていないこと**によるものが多いです。電極がしっかり貼られているようでも、ゲル部分が乾燥しているとノイズの原因になります。それにより、偽アラームが頻回に鳴ると、「どうせまたノイズだから……」とアラームを放置しがちになります。

　しかし、実際には本当にVFだったというような命にかかわる重大インシデント事例が全国で散見されているのです。適切な電極管理をして、ノイズの発生を少なくすることが大切ですね。推奨されるのは**毎日の電極交換**です。まずは正しい電極管理から、患者さんを守っていきましょう。

致死的不整脈③
無脈性電気活動（PEA）

　無脈性電気活動（pulseless electrical activity：PEA）では、**何らかの波形（心室頻拍、心室細動は除く）は出ますが、脈は触れません**（図1）。刺激伝導系や、心筋に電気刺激が流れていても、もはや心筋そのものが活動できなくなっています。除細動の適応はありません。心拍出はないので、すみやかな心肺蘇生を行うとともに、無脈性電気活動となった原因を究明する必要があります。

　原因がある場合は、それに対する治療が必要となります。**図2**の波形のように徐々に心拍数が減少していく場合が多いです。無脈性電気活動に至る前の段階で、徐脈に気がつくことができれば救命率は上がりますので、早期発見が救命のカギとなります。

図1　無脈性電気活動（PEA）の波形

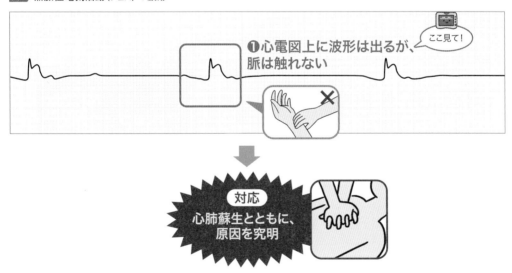

❶心電図上に波形は出るが、脈は触れない

ここ見て！

対応
心肺蘇生とともに、原因を究明

図2 心拍数の低下に伴う無脈性電気活動の発生

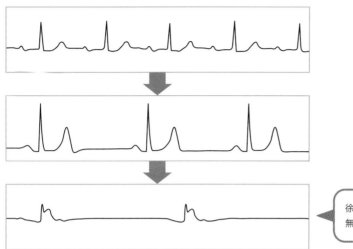

徐々に心拍数が低下し、無脈性電気活動となる

COLUMN

緊急対応が必要な波形に使用する薬剤

ここで紹介する薬剤は、致死的不整脈出現時の対応（**p.71 図1**）で2分ごとのリズムチェックとCPRを実施する際に使用される代表的な薬剤で、通常、救急カートの上段に必ず常備されています。それぞれ特徴と使用目的が異なりますので、すみやかな対応がとれるようにしっかりと理解しておく必要があります。

①エピネフリン(アドレナリン)

いわゆる「致死的不整脈」が出現した際の第一選択薬です。ここで登場するどの致死的不整脈においても使用されます。本剤を基本として、②アトロピンと③リドカインを状況によって使い分けていきます。CPRの現場では医師の指示にすみやかに対応できるように、いつでも投与できる準備をしておく必要があります。

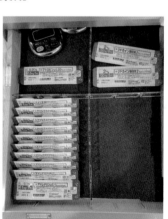

救急カートの上段の様子

②アトロピン

アトロピンは原則「徐脈」に対して使用する薬剤です。致死的不整脈に対してはPEAの際に使用機会があります。しかし、PEAだから必ず使用というわけではありません。PEAは本文中にも記したとおり、原因に対する治療が優先されます。蘇生の場面においては、あくまでも徐脈を改善することを目的とした場合に使用されます。

③リドカイン(キシロカイン)

不整脈に対しての使用を目的とします。致死的不整脈ではVT、VFがターゲットとなります。AsystoleやPEAには使用されません。ただし、近年では本剤ではなく「アミオダロン」という抗不整脈薬を使用することが増えてきました。アメリカではリドカインを使用することはほとんどなく、原則アミオダロンが使用されます。本邦でも、徐々にその流れになってきていますが、まだまだ、不整脈に対しての使用機会は多い薬剤です。

致死的不整脈④
心静止（Asystole）

　心静止（Asystole）とは、**すべての心臓活動が停止している状態**です（図1）。心筋活動だけでなく、刺激の発生そのものがなくなって、心臓のすべての活動が停止しています。除細動の適応はありません。この状態に至ってしまうと、救命はきわめて困難です。

図1　心静止（Asystole）の波形

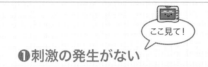

ここ見て！

❶刺激の発生がない

対応
心肺蘇生とともに、
原因を究明

COLUMN

除細動について

　TVドラマや映画などで、除細動を行うシーンを見たことがある人も多いと思います。しかし、時にその使用について誤った内容となっていることもよく見られます。

　除細動器はその名が示すとおり、**細動を取り除くための機械です**。細動はけいれん状態になっていることを示しますが、除細動は電気的な強いダメージを与えてけいれんを止めるという、きわめて侵襲的な治療です。雷に打たれるようなものです。

　心室頻拍（VT）や心室細動（VF）などのけいれん性心停止には、除細動は第1選択となります。しかし、無脈性電気活動（PEA）や心静止に対してはまったく効果がないだけでなく、強い衝撃を与えることで、より心臓にダメージを与えてしまい回復の可能性を削いでしまうことになるのです。

　患者さんの心肺蘇生時には絶対に必要な知識となりますので、確実に理解しておく必要があります。

略語がわからない。af、AF、Afib、AFL、何が正解？どれが間違い？

　メディカルスタッフ、特に看護師が心電図や、そもそも循環器領域に苦手意識をもっている原因に「略語がよくわからない」ということがあるかもしれません。特に、カルテに医師が記載している略語や、先輩看護師の記載する略語に統一性がないこともその一因ではないでしょうか。

　混乱を招く略語に「心房細動」と「心房粗動」があると思います。そもそも、カルテへの略語の記載は適切ではありません。しかし、院内規定でその使用が許可されている略語の使用は問題ないとされています。皆さんの病院では、「心房細動」をどのような略語で表記しているでしょうか？　かつてよく目にした心房細動の略語はafです。しかし最近では、AFあるいはAfibと記載されていることが多いようです。一方で、「心房粗動」の略語でかつてよく目にしたのはAFです。しかし、最近ではAFLと表記されるようになっています。ここで、混乱を招くのがAFの表記です。近ごろは心房細動の略語として使用され、かつては心房粗動の略語として使用されていました。いったいどれが正解なのか悩んでしまったり、その略語が何を指しているのかが、わからなくなってしまいますね。

　結論から言えば、どれが正解ということはありません。あえて言うならば、推奨されるのは日本循環器学会の循環器学用語集に記載されている略語の使用でしょう。それによれば、心房細動はAFないしはAfib。心房粗動はAFLです。

　おそらく医師や看護師の年齢によっても使用している略語が異なるかもしれませんが、略語による認識違いでインシデントやアクシデントを起こさないように、院内規定がどのようになっているのかを一度確認しておくとよいかもしれません。そして、かかわるチームメンバーのなかで認識を統一しておくことが重要ですね。ちなみに、本書では心房細動を「AF」、心房粗動を「AFL」と表記しています。

ペースメーカー
の管理

ペースメーカーの役割と適応疾患

✍ ペースメーカーって何で必要なの？

　ペースメーカーの役割は、その名のとおり「**心臓のペースをつくる**」ことです（**図1**）。心臓の異常によって脈が遅い（徐脈）状態となると、体が必要とする循環血液量が不足し、意識を失ったり、心不全になったりしてしまいます。そうした徐脈に対しては、ペースメーカーが必要になります。ペースメーカーを植込むことで、必要な心拍数（ペース）を得る（メーカー）ことができるようになるのです。

図1 ペースメーカーのはたらき

例えば、こんな波形では

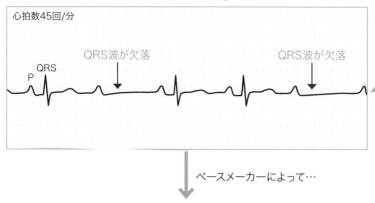

心臓の異常により、脈が遅い（徐脈）状態。この結果、循環血液量が不足し、意識を失ったり、心不全になったりしてしまう

ペースメーカーによって…

「洞調律」と同様のリズムに！

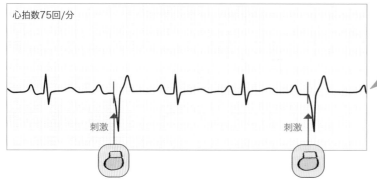

正常心拍数（60〜100回/分）となり、必要な心拍数が維持される

ペースメーカーは徐脈の治療です。疾患の詳細はPART2で述べましたが、ペースメーカーの挿入が必要となる徐脈性疾患は、大きく分けると洞不全症候群と房室ブロックの2つがあります。

■ ペースメーカーの適応疾患① 洞不全症候群（SSS）

洞不全症候群（sick sinus syndrome：SSS）は、刺激伝導系の洞結節や**心房に異常がある**ことで、徐脈になります（図2）。ペースメーカーが、徐脈の原因である**心房を刺激して**リズムをつくることで、正常な心拍数を維持できるようになります。

😊 ここがポイント！

洞不全症候群（SSS）

● 洞結節からの刺激発生に問題があることによって起こる徐脈性不整脈の一連の症候群

● 発生機序により、Ⅰ群〜Ⅲ群に分類される

LINK 洞不全症候群（SSS）
p.61

図2▶ 洞不全症候群（SSS）のしくみと波形

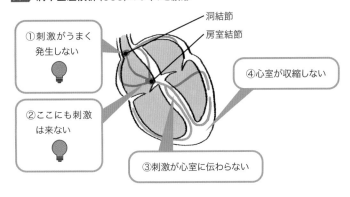

①刺激がうまく発生しない
②ここにも刺激は来ない
③刺激が心室に伝わらない
④心室が収縮しない
洞結節
房室結節

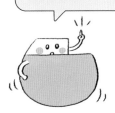

洞不全症候群は、刺激伝導系の洞結節や心房の異常による徐脈です

洞停止・洞房ブロック

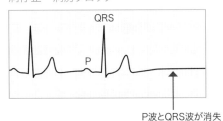

QRS
P

P波とQRS波が消失

徐脈頻脈症候群

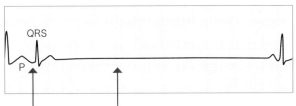

QRS
P

上室性頻脈のあとにpause（QRS波が一定時間出現しない）が発生し、しばらくして洞調律に戻る

■ ペースメーカーの適応疾患② 房室ブロック

　房室ブロックは、洞結節や心房に異常はありませんが、**刺激を心室に伝える伝導路に異常がある**ことで徐脈になります（図3）。もともと正常な心房のリズムにタイミングを合わせて、ペースメーカーが**心室を刺激**することで、心房と心室が連動性のある、生理的なリズムで心拍を維持できるようになります。

　徐脈が人体に与える影響はさまざまですが、特に危険なものに**アダムス・ストークス症候群**や**心不全**などがあります。

　アダムス・ストークス症候群は、脳への血流が低下して意識消失をまねくものであり、日常生活のなかでこの発作が起こると致死的になることがあります。なぜならヒトの脳は、およそ4〜5秒間血流が途絶えると意識消失するといわれているためです。

　アダムス・ストークス症候群が起きなかったとしても、徐脈が続けば心不全に陥ります。ヒトの心臓は、活動に合わせて心拍数を変化させます。安静時では60〜80回/分の心拍数が必要になります。運動量が増えれば、全身の酸素需要が高まり、必要な酸素を供給するために心拍は上昇します。しかし、徐脈性不整脈があると、心拍が上昇せずに必要な酸素を送り出せません。心筋自体への酸素供給も低下します。そもそも心臓は、ほかの臓器と比べて酸素需要の高い臓器です。酸素不足による影響は甚大です。

　そうした状態を防ぐために、ペースメーカーによって人工的な刺激を心筋に与えることで、心収縮を促し必要な心拍を得るのです。

ここが ポイント！
房室ブロック

● 心房と心室の刺激伝導がうまくいかないことで起こる徐脈性不整脈
● 洞結節は正常なため、P波は正常に出現
● QRS波の出現のタイミングに異常がみられる
● 病態により、Ⅰ度、Ⅱ度、Ⅲ度に分類される

LINK 房室ブロック　p.66

ここが ポイント！
アダムス・ストークス症候群

徐脈性不整脈や心拍出低下など、心臓が原因である脳虚血によって生じるめまいや意識消失発作をいう

LINK アダムス・ストークス症候群　p.34

図3 房室ブロック（Ⅱ度［モービッツ型］、Ⅲ度）のしくみと波形

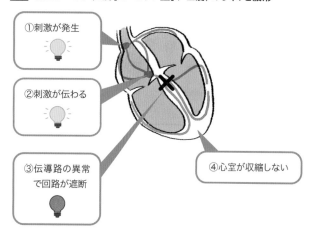

①刺激が発生
②刺激が伝わる
③伝導路の異常で回路が遮断
④心室が収縮しない

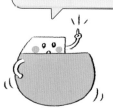

房室ブロックは、刺激を心室に伝える伝導路の異常（洞結節や心房は異常なし）です

Ⅱ度房室ブロック（モービッツ型）

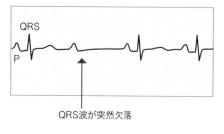

QRS
P

QRS波が突然欠落

Ⅲ度房室ブロック

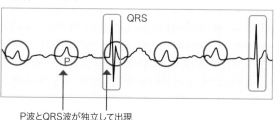

QRS
P

P波とQRS波が独立して出現

どんなしくみになっているの？

　ペースメーカーは刺激を発生させる本体と、刺激を心臓に伝えるリードによって構成されています（図4）。日常生活に不自由がないように、これらはすべて手術によって体内に植込まれます。本体は電池と機械から構成されており、多くは胸部に植込まれます。

　ペースメーカーの作動の仕方にもよりますが、通常10年以上は電池交換不要です。電池交換が必要な場合は、手術によって本体だけを取り換えます。

　リードは、心臓の壁に直接接触した状態で刺激を心筋に伝達します。日常生活による体動でリードが引っ張られて、心筋から離れてしまわないようにリードの先端には工夫が施されています。

図4 ▶ ペースメーカーのしくみ

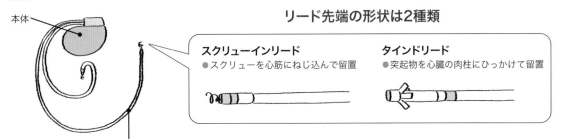

本体

リード（1本のものと2本のものがある）

リード先端の形状は2種類

スクリューインリード
● スクリューを心筋にねじ込んで留置

タインドリード
● 突起物を心臓の肉柱にひっかけて留置

COLUMN

みんな苦手？　ペースメーカー

　ペースメーカーが苦手という人は多いと思います。それはおそらく、ペースメーカーが何の不整脈に対して、どのように動くかの関連付けが難しいからではないでしょうか。ペースメーカーの動きを理解するためには、不整脈になっている心臓の気持ちを知ることが大切です。本文に記載したとおり、ペースメーカー適応の2大不整脈は洞不全症候群と房室ブロックです。

　洞不全症候群の心臓の気持ちは、「洞結節がきちんと動いてくれたらいいのに」です。これに対し、ペースメーカーの仕事は洞結節の代わりに心房を刺激することです。

　房室ブロックの心臓の気持ちは、「房室結節がきちんと刺激を心室に伝えてくれればいいのに」です。これに対し、ペースメーカーの仕事は房室結節の代わりに心室に刺激を伝える（心室を刺激する）ことです。

　このように、ペースメーカーの動きはとてもシンプルです。ただ、刺激伝導系の代わりに刺激を出しているだけなのです。心臓の気持ちを理解しながら本文を読み進めていただくと、本書でのペースメーカーの理解がより深まると思います。

ペースメーカーの心電図波形とモード

ペースメーカー植込み患者の心電図の見かたのコツ

　ペースメーカー植込み患者の心電図では、ペースメーカーが作動している
ときに、**スパイクと呼ばれるペースメーカーの刺激**が確認できます（図1）。
メーカーによって異なりますが、だいたいの場合はそのスパイクをわかりや
すくするために、心電図がスパイクに目印をつけて表示してくれます。**まず
は、スパイクを見つけることから始めましょう。**

　スパイクを見つけたら、その**スパイクに続いて波形が出ているか**を確認し
ます。心房を刺激する場合は、スパイクに続いてP波が出ます。心室を刺激
すると、スパイクに続いてQRS波が出ます。

図1 スパイクの例

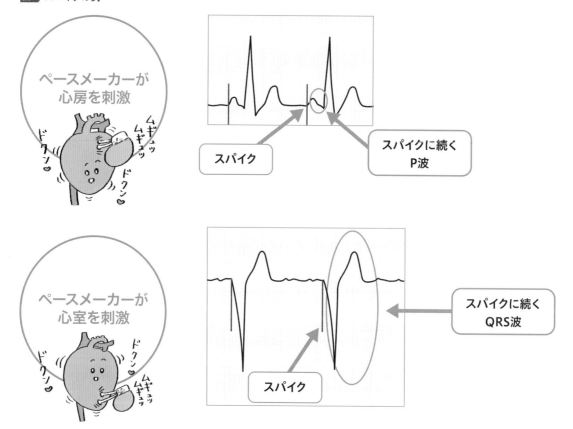

ペースメーカーが
心房を刺激

スパイク

スパイクに続く
P波

ペースメーカーが
心室を刺激

スパイク

スパイクに続く
QRS波

ペースメーカーのモード

ペースメーカーのモードは、アルファベット3文字で表されます。

モード自体は単純ですので、苦手意識をもたずに落ち着いて考えることが理解のカギです。ペースメーカーの動きは、以下の2つしかありません。

①脈がなければ**心臓を刺激（ペーシング）**

②脈があればそれを**感知して（センシング）**、刺激するのをやめる

この動きを心房に対して行うのか、心室に対して行うのか、それを表すのがアルファベット3文字になるのです。アルファベット3文字の意味は**図2**のとおりとなります。

細かいモードも含めると、多くのモードを説明しなければなりませんが、実際に私たちの臨床で最低限理解しておくべきモードはAAI、VVI、DDDの3つです（**表1**）。

図2 アルファベット3文字の意味

1文字目	2文字目	3文字目
ペースメーカーが刺激する電極の位置	自己心拍を感知する電極の位置	自己心拍を感知した際のペースメーカーの反応
A：心房 V：心室 D：心房＋心室	A：心房 V：心室 D：心房＋心室	T：トリガー I：抑制 D：トリガー＋抑制

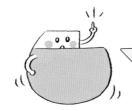

「刺激する場所」「自己心拍を感知する場所」「自己心拍に対する反応のしかた」がアルファベット3文字で示されます

表1 3つのモード

モード	ペースメーカーが刺激を与える位置	ペースメーカーが自己心拍を感知する位置	自己心拍に対してのペースメーカーの反応
AAI	心房（atrial：A）	心房（atrial：A）	抑制（inhibit：I）
VVI	心室 （ventricular：V）	心室 （ventricular：V）	抑制（inhibit：I）
DDD	心房と心室の両室 （dual：D）	心房と心室の両室 （dual：D）	同期と抑制の両方 （double：D）

トリガー

トリガーとは、「何かのきっかけで作動する」ことを意味する。ここでいうトリガーは、「P波をきっかけにして心室をペーシングする」ことである。もう少しわかりやすくいうと、「P波に続いて心室をペーシングする」ということを指す。「タイミングを合わせる」という意味で理解するとよい。

AAI

AAIモードは、心房(洞結節)に異常があることでP波が発生しない**洞不全症候群(SSS)に対して使用されるモード**です。自己心拍によるP波が欠落した場合に、心房を刺激して強制的にP波を発生させます。洞不全症候群はP波が欠落するために徐脈になりますが、それ以外の刺激伝導系には異常がありません。したがって、P波さえ出現させてあげれば、正常の心拍数を維持できるのです。

■「AAI」の意味

「AAI」の表記の意味は、次のとおりです。

- 1文字目:P波を出現させるために刺激を与える部位は**心房**なので「A」
- 2文字目:自己P波が設定以上あるかどうかを感知するのは**心房**なので「A」
- 3文字目:自己P波が設定以上あれば、**ペーシングするのをやめる(抑制)**ので「I」

■ AAIモードのしくみ

AAIは、心房に1本のリードを留置します(図3)。自己P波が設定された心拍数未満になった際に、ペーシングすることを目的としています。設定をいくつにするかは患者さんの背景によって異なりますが、**安静時の正常心拍数である50〜60回/分程度**に設定されることが一般的です。設定がいくつになっているかは「AAI 60」のように表記されていますので、必ず確認しておく必要があります。

設定が「AAI 60」となっていたら、自分の心拍(P波)が60回/分未満になった瞬間に、P波を維持するためにひたすら心房をペーシングし、自分の心拍(P波)が60回/分以上となった瞬間からペーシングを止める(inhibit:I)のです。

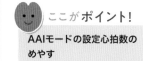

ここが ポイント!

洞不全症候群(SSS)

- 洞結節からの刺激発生に問題があることによって起こる徐脈性不整脈の一連の症候群
- 発生機序により、Ⅰ群〜Ⅲ群に分類される

LINK 洞不全症候群(SSS) p.61

ここが ポイント!

AAIモードの設定心拍数のめやす

安静時の正常心拍数である50〜60回/分程度

図3 AAIのリードのしくみ

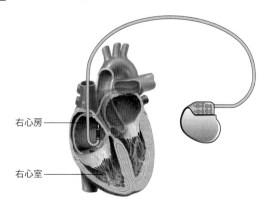

右心房

右心室

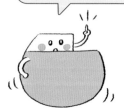

人工的に心房を刺激してリズムをつくることで、正常な心拍数を維持します

■ AAIモードの適応

適応疾患は**洞不全症候群**ですが、実際にAAIのペースメーカーが使用されることはほとんどありません。洞不全症候群は刺激伝導系の異常ですが、その経過のなかで房室ブロックを併発することもあります。AAIは心房に対してしか機能しませんので、房室ブロックが存在すると心室に刺激が伝わりません。心室に刺激が伝わらず、心室収縮が起こらなければ徐脈のままですので、房室ブロックが併発しても対応できるように、DDDモードのペースメーカーを使用することが一般的です。

■ AAIモードの波形

図4・5のいずれの波形も□の部分でP波が出れば、QRS波はP波に続いて自然と出てくれます。ペーシングにより、P波を出現させた波形が**図6**の波形になります。心房ペーシングは「**A pacing（AP）**」、自己P波を感知してペーシングを抑制している部分は「**A sensing（AS）**」などと表記されます。

図6の波形では、前半の□部分は自己心拍が設定以下となったため、ペーシングによるP波を発生させています。後半の□部分は自己のP波が設定以上で発生しているため、自己P波を感知してペーシングは抑制されています。

図4 洞不全症候群Ⅱ群（洞停止）

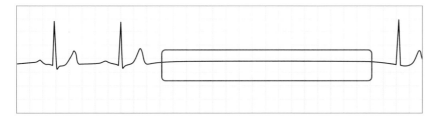

図5 洞不全症候群Ⅲ群（徐脈頻脈症候群）

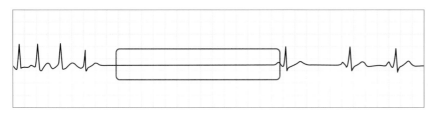

図6 ペーシングによりP波を出現させた波形

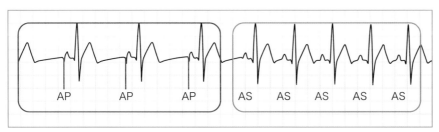

●赤い縦線（|）は
　ペーシング刺激

VVI

VVIモードは、**心房からは異常な刺激が多数発生しているけれど、心室に伝達される刺激が著しく少ないために徐脈になっている心房細動**に対して使用されるモードです。自己心拍によるQRS波の出現頻度が設定を下回った場合に、直接心室を刺激して強制的にQRS波を発生させます。

心房細動では、心房内で400～600回/分の異常なけいれん刺激が発生していますので、心房を刺激しても心房細動の異常刺激にかき消されてしまいます。したがって、必要な心拍を確保するために、直接心室を刺激してQRS波を出現させることで正常の心拍数を維持できるのです。

■「VVI」の意味

「VVI」の表記の意味は、次のとおりです。
● 1文字目：QRS波を出現させるために刺激を与える部位は**心室**なので「V」
● 2文字目：自己QRS波が設定以上あるかどうかを感知するのは**心室**なので「V」
● 3文字目：自己QRS波が設定以上あれば、**ペーシングするのをやめる（抑制）**ので「I」

■ VVIモードのしくみ

VVIは心室に1本のリードを留置します（**図7**）。自己QRS波が、設定された心拍数未満になった際にペーシングすることを目的としています。基本的な動作環境はAAIと同じですので、AAIと同様に、設定をいくつにするかは患者さんの背景によって異なりますが、**安静時の正常心拍数である50～60回/分程度**に設定されることが一般的です。設定がいくつになっているかは、「VVI 60」のように表記されていますので、必ず確認しておく必要があります。

設定が「VVI 60」となっていたら、自分の心拍（QRS波）が60回/分未満になった瞬間に、QRS波を維持するためにひたすら心室をペーシングし、自分の心拍（QRS波）が60回/分以上となった瞬間からペーシングをやめる（inhibit：I）のです。

ここがポイント！

心房細動（AF）

● 最も目にする機会の多い不整脈
● 本来は頻脈性の不整脈
● 薬剤の影響や疾患の影響、ほかの不整脈の合併により、徐脈となることがある

LINK 心房細動　p.65

ここがポイント！

VVIモードの設定心拍数のめやす

安静時の正常心拍数である50～60回/分程度

図7 VVIモードのしくみ

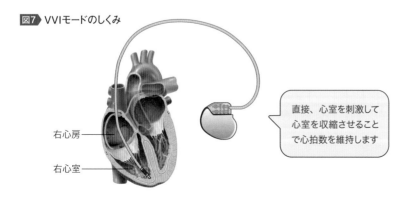

右心房

右心室

直接、心室を刺激して心室を収縮させることで心拍数を維持します

■ VVIモードの適応

適応疾患は**徐脈性心房細動**ですが、ペースメーカー植込み手術までの期間、体外式の一時的ペースメーカーを留置する場合などは、疾患にかかわらずVVIモードが選択されることがあります。

■ VVIモードの波形

図8の波形では、心房内で400〜600回/分の刺激が発生しているにもかかわらず、□の部分で刺激が心室に伝導されずQRS波が出現していません。したがって、直接心室に刺激を与えてQRS波を出現させます。

ペーシングにより、QRS波を出現させた波形が**図9**の波形になります。ペーシングによるQRS波は、wide QRS波になるのが特徴です。ペースメーカーのリードは、構造上右心室に留置することになります。ペーシングが起こると、右心室が先に収縮し、ワンテンポ遅れて左心室が収縮します。**心室期外収縮（PVC）でのwide QRS波と同様に、自己QRS波のnarrow QRS波と比べると心拍出量は減少してしまいます。**しかしながら、まったくQRS波が出現しないのを放置するわけにはいきませんので、wide QRS波であっても、ペーシングが必要になるのです。

心室ペーシングは「V pacing（VP）」、自己QRS波を感知してペーシングを抑制している部分は「V sensing（VS）」などと表記されます。

図8 VVIモードが適応となる波形

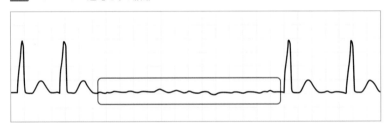

図9 VVIモードでペーシングされた波形

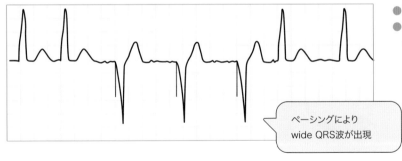

●赤い縦線（|）はペーシング刺激
●それに続くwide QRS 波は
　ペーシングによるQRS 波

ペーシングにより
wide QRS波が出現

DDD

DDDモードは、心房と心室の両方をサポートするためのモードです。

「DDD」の意味

「DDD」の表記の意味は、次のとおりです。

- 1文字目：P波とQRS波を出現させるために刺激を与える部位は**心房と心室の両方**(Dual)なので「D」
- 2文字目：自己P波が設定以上あるかどうかを心房で感知し、自己QRS波がAV delayの設定以内に出現しているかどうかを心室で感知するという**心房と心室の両方**(Dual)を感知しているので「D」
- 3文字目：自己QRS波がAV delayの時間内に出現すれば、**ペーシングするのを止める(抑制)**ので「I」、また、AV delayの時間内に出現しなければP波にタイミングを合わせてペーシング(トリガー)するという**2つの機能(Double)**がはたらくので「D」

DDDモードのしくみ

DDDモードは、心房と心室の両方をサポートするためのモードです。心房と心室の両方にリードを留置します(**図10**)。

心房をサポートするのは、自己P波が設定された最低値を下回った場合です。成人の安静時心拍数は60回/分程度なので、最低値の設定は60回/分程度に設定されることが多いです。洞結節からの自己刺激が60回/分を下回った瞬間から、ペースメーカーがそれを感知して心房をペーシングし始めます。洞結節からの自己刺激が設定された設定値を上回ると、それを感知してペーシングを抑制します。したがって、心房をサポートする際のペースメーカーの動作はAAIと同様になります(**図11**)。

図10 DDDモードのしくみ

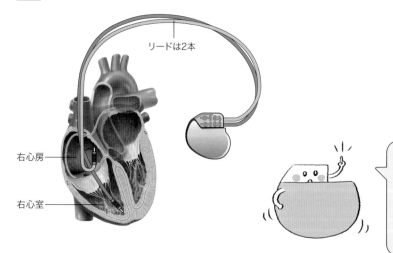

リードは2本

右心房

右心室

心房も心室も刺激することができます。正常な心房のリズムにタイミングを合わせて人工的に心室を刺激することで、心房と心室が連動した生理的なリズムで心拍数を維持します

一方で、心室をサポートするのは、**P波が出現してから設定された一定時間内（AV delay）**に自己QRS波が出現しなかった場合です。AV delayは、正常のPR時間（P波出現からQRS波出現までの時間）に準じて0.2秒以内に設定されることが多く、AV delayが0.2秒で設定された場合、P波の始まりから0.2秒経過してもQRS波が出現しなければ、ペースメーカーは自己QRS波がないと判断して心室をペーシングするのです（**図12**）。設定されたAV delay以内に自己QRS波が出現すれば、ペースメーカーはそれを感知してペーシングを抑制します。AV delayは秒ではなく、1/1,000秒で表記されます。1秒は1,000msec（ミリセコンド）ですので、0.2秒であれば「200msec」という表記になります。

このように、DDDモードでは、心房をペーシングするかどうかは、自己脈（P波）が設定されたレート以下になるかどうかで決まり、心室をペーシングするかどうかは自己QRS波がAV delay以内に出るかどうかで決まるのです。

DDDモードでも、ペーシングによるQRS波はwide QRS波です。DDDモードでは、自己P波に続いて自己QRS波がAV delayの時間内に出現しない場合は、ペーシングによるQRS波が出現します。自己P波が頻脈であると、ペーシングによるwide QRS波の頻脈となってしまいます。

「不整脈の判断のためのフローチャート」（p.27）に記載したように、wide QRS波の頻脈はきわめて危険です。それは、VTと同様の事態となってしまいます。DDDモードではそのような危険なwide QRS波の頻脈とならないように、心室ペーシングの上限値を設定するようになっています。「DDD60/120」のような表記となっています（**図13**）。これは下限値と上限値を表しています。

図11 DDDモードの心電図波形

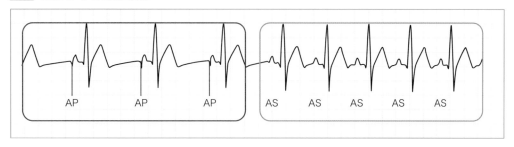

AP　　AP　　AP　　　　AS　　AS　　AS　　AS　　AS

図12 AV delay

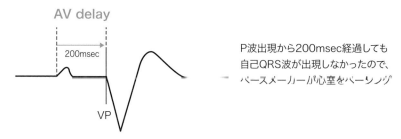

AV delay

200msec

VP

P波出現から200msec経過しても自己QRS波が出現しなかったので、ペースメーカーが心室をペーシング

図13 DDDモードの設定の例

DDD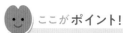60/120

自己P波がこの設定以下になったら心房をペーシングする（下限設定）

ペーシングによるwide QRS波がこの設定を超えたら、これ以上心室ペーシングしない（上限設定）

■ DDDモードの適応

　DDDモードの適応疾患は、次のようなものがあります。心房ペーシングの意味がない心房細動以外のすべての徐脈疾患で使用されます。
- 洞不全症候群
- Ⅱ度房室ブロック（モービッツ型）
- 完全房室ブロック

■ DDDモードの動作パターン

　DDDモードの動作パターンは、次の4つがあります。
①心房だけをペーシングするパターン（APVS）
　自己P波が設定値を下回った場合に、心房ペーシングが作動します。QRS波はAV delayの時間内に出現しているので、心室ペーシングは作動しません。心房をペーシング（AP）し、心室は自己のQRS波を感知（VS）しているので、このパターンをAPVSと表現します（図14）。

ここが ポイント！

DDDモードの4つの動作パターン
- 心房だけをペーシングするパターン
- 心室だけをペーシングするパターン
- 心房と心室両方をペーシングするパターン
- 心房も心室もペーシングしないパターン

図14 APVSの波形

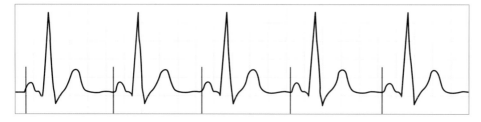

COLUMN

活動量に合わせてペーシングレートをコントロールする心拍応答機能（レートレスポンス機能）

　ペースメーカーのなかには、アルファベット4文字でモードが設定されているものがあります。例えば、「DDDR」や「VVIR」などです。4文字目のRはレートレスポンス機能を意味しています。
　そもそもVVIでは、設定された最低限の心拍しかペーシングされません。それに対して、運動や労作などで必要な心拍を得られるようにペーシングする機能がレートレスポンス機能です。ペースメーカー本体に体の揺れや呼吸状態を感知するセンサーがついていて、これが活動の程度を感知します。それに合わせて、設定された最低心拍数以上の活動に合わせた心拍数になるようなペーシングがされるものです。
　DDDの場合も、心房のペーシングは下限設定でのペーシングしかされませんが、レートレスポンス機能のDDDRでは、活動に合わせて下限設定以上の心房ペーシングを行います。

②心室だけをペーシングするパターン（ASVP）

　P波は設定された値を超えており、それを感知しているので心房ペーシングはされません（AS）。一方で、AV delayの時間内に自己QRS波が出現しなかったので心室ペーシングが作動しています（VP）。このパターンをASVPと表現します（図15）。

③心房と心室両方をペーシングするパターン（APVP）

　自己P波が設定値を下回っているので、心房ペーシングが作動しています（AP）。また、AV delayの時間内に自己QRS波が出現しなかったので心室ペーシングも作動しています（VP）。このパターンをAPVPと表現します（図16）。

④心房も心室もペーシングしないパターン

　P波は設定された値を超えており、それを感知しているので心房ペーシングはされません（AS）。また、QRS波もAV delayの時間内に出現しているので、心室ペーシングも作動しません（VS）。P波もQRS波もすべて自己波形です。

　このように、ペースメーカーは、自己の心拍がしっかり出現していれば動作を抑制します（図17）。

図15 ASVPの波形

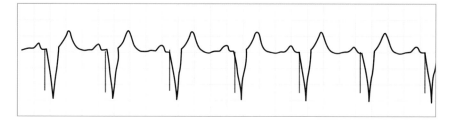

図16 APVPの波形

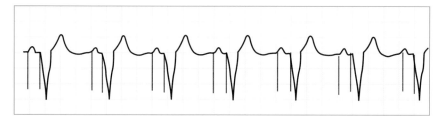

図17 心房・心室ともにペーシングしていない波形

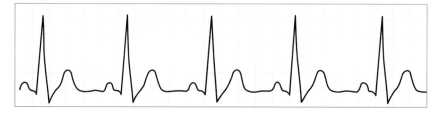

ペースメーカーの異常

　ペースメーカーの異常には大きく分けて、**ペーシング不全**と**センシング不全**の2つがあります。

ペーシング不全

　ペースメーカーの機械が**刺激を出している**にもかかわらず、「スパイク」に**続いて患者さんの波形が出ない**ものです（図1）。

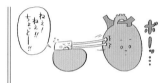

　原因としては、ペースメーカーの**リードが心臓の壁から脱落**していたり、刺激そのものが弱すぎて、**心筋が刺激に反応していない**ことなどが考えられます。

　いずれにしても、このようなペーシング不全を発見したら、**波形をプリントアウトし、できれば12誘導心電図をとったうえで、すみやかに医師に報告**する必要があります。

図1 ペーシング不全

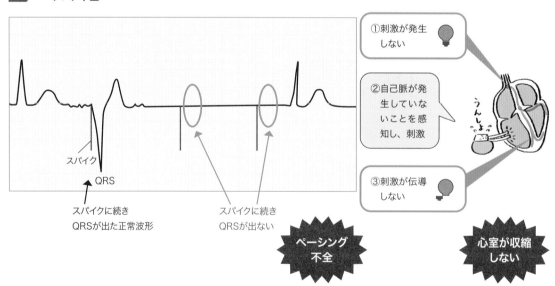

スパイク

QRS

スパイクに続き
QRSが出た正常波形

スパイクに続き
QRSが出ない

①刺激が発生
しない

②自己脈が発
生していな
いことを感
知し、刺激

③刺激が伝導
しない

ペーシング
不全

心室が収縮
しない

センシング不全

センシング不全には、**アンダーセンシング**と**オーバーセンシング**の2種類があります。

■ アンダーセンシング

患者さんの心臓が正常に動いており、心拍数が維持できているのに、**感度が悪く（アンダー）**、それをペースメーカーが**感知（センシング）しない**ために、**不要なスパイクが入ってしまっている**ものです（図2）。

図2の波形では、自己の心拍がしっかりとあるにもかかわらず、ペースメーカーの感度が低いことで自己の心拍を感知せず、「徐脈だからペーシングしなければ」とペースメーカーが判断して必要のない刺激を出してしまっています。このようなことが起こると、ペースメーカーの電池の消耗が早くなるだけでなく、このよけいな刺激が原因で心室頻拍や心室細動などの致死的不整脈が発生する危険があるため、**波形を記録したうえで、すみやかな医師への報告**が必要となります。

対策としては、ペースメーカーの感度を上げることが必要です。

■ オーバーセンシング

患者さんの心拍が不足しており、ペーシングしなければならないのですが、**感度がよすぎて（オーバー）心拍以外のちょっとした刺激を心拍と勘違いしてしまいます（センシング）**。そうすると、「自己心拍があるからペーシングしなくてもよい」とペースメーカーが勘違いして必要なペーシングを行わなくなってしまいます（図3）。

やはり、波形を記録し、すみやかに医師に報告してください。対策としては、ペースメーカーの感度を下げることが必要です。

図2 アンダーセンシング

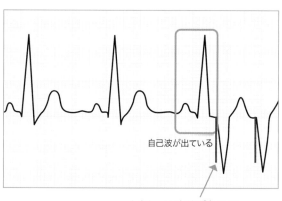

自己波が出ている

しかし、スパイクが出ている

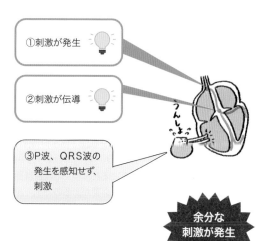

①刺激が発生

②刺激が伝導

③P波、QRS波の発生を感知せず、刺激

余分な刺激が発生

図3 オーバーセンシング

本来、矢印の部分でペーシングしなければならないが、このノイズを自己QRSと認識してしまいペーシングしない

①刺激が発生しない

②刺激が伝導しない

③筋肉の動きなどの
ノイズをQRS波だと
思い、刺激はない

筋肉の動きなどによるノイズ

心室が
収縮しない

脈拍測定の重要性

　こうした異常は、モニター心電図を装着していれば波形を見て発見することが可能です。モニター心電図を装着していない場合は、波形の確認ができませんが、脈の異常で発見されることがあります。

　ペースメーカーの下限設定よりも脈拍の実測値が少ない場合は異常、ということになります。そのため、ペースメーカーを植込んだ患者さんが退院する際には、**脈拍数を確認して血圧手帳などに記録をするよう指導を受けています**。その際に、設定値よりも低い脈拍数であれば病院に連絡するように説明します。脈拍数の自己確認は、**血圧計に表示される脈拍数を参考にしてもらうのがわかりやすい**です。

　ナースとして、自分がペースメーカーを植込んだ患者さんを受け持った際も、脈拍数が設定より少なくないかを注意深く観察してください。この場合は、血圧計の値を当てにするのではなく、しっかりと脈拍を触知して確認するようにしてください。

ここが ポイント！

**ペースメーカーの設定値と
脈拍数**

- 脈拍の実測値がペースメーカーの下限設定よりも少ない場合は異常
- ペースメーカー植込み患者さんの退院時は脈拍数を血圧手帳などに記録するよう促す

COLUMN

ペースメーカーの安全管理は適切なアラーム設定から

　ペースメーカー患者にモニター心電図を装着する最大の目的は、ペースメーカー不全を見逃さないためです。絶対に異常が発生しないのであれば、モニター心電図を装着することも、波形を理解する必要もありません。

　しかし、植込み直後のペースメーカーは心筋との固定が不安定です。また、体外式（一時的）ペースメーカーにおいては、リードの先端が固定されていません。そのため、ペースメーカー不全の発生リスクが高い状態です。ペースメーカー不全が続けば、アダムス・ストークス症候群をはじめとするさまざまな不都合が発生します。

　したがって、ペースメーカー不全を見逃さないことは、大変重要なスキルなのです。しかしながら、モニター心電図に貼り付いてペーシング不全を見つけるというのは、多忙な業務を抱える看護師にとって非現実的です。そこで重要になるのが、ペースメーカー患者の徐脈アラーム（下限アラーム）です。

　ペースメーカー不全が起こると、多くの場合は徐脈になります。それを見逃さないために、モニター心電図の徐脈アラームを適切に設定する必要があるのです。当院では、ペースメーカーの下限設定マイナス5をモニター心電図の徐脈アラームに設定しています。例えば、ペースメーカーの設定が60/120であれば、下限60マイナス5で55に設定します。これを59のようにマイナス1で設定してしまうと、偽の徐脈アラームが発生しやすくなってしまいます。「ペースメーカーの安全管理は適切なアラーム設定から」を常に意識していきましょう。

ペースメーカー波形に異常があるときの対応方法

　モニター心電図を装着している患者さんのペーシング不全やセンシング不全を確認した場合は、すみやかに医師に報告する必要があります。また、モニター心電図を装着していない患者さんの検脈で、脈拍数の異常（設定より少ない脈）が見られた場合は、**すみやかにモニター心電図を装着して医師に報告**します。

　いずれの場合も、より正確な情報を得るために12誘導心電図をとっておく必要があります。これらの対応をしておけば、初期対応としてはひとまずだいじょうぶです。

　ペースメーカーそのものの異常やリードの脱落などが原因の場合は、一時的に体外式ペースメーカーを挿入することもあります。

すみやかに12誘導心電図を装着	すみやかに医師に報告

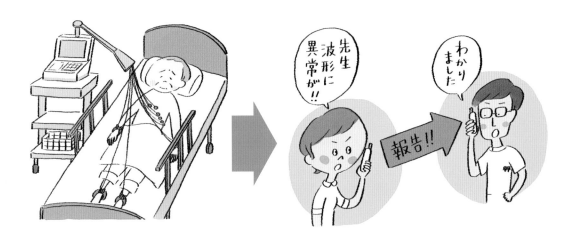

COLUMN

ディスロッジって何？

　ペースメーカー植込み直後は、リード先端の心筋への固定が不安定なため、最もトラブルが起きやすい時期です。そのトラブルのなかでディスロッジ（脱落）という問題があります。これは心筋に固定したペースメーカーのリードの先端が心筋から脱落してしまうものです。ディスロッジしてしまうと、もはやペーシングもセンシングも一切できなくなってしまうので、すみやかな再手術を要します。

　ペースメーカーは本体と心臓の間にリードがあり、物理的に本体が揺れ動くなどした場合はリードが引っ張られてしまいます。特に脂肪組織の多い患者さんだと、術後の安静臥床から起き上がった際に重力により脂肪組織ごと本体が若干下側に移動するなどして、ディスロッジしてしまうことが多いようです。もちろん、本体のそのような動きを考慮して、リードはある程度のゆとりをもって固定していますが、それでも状況によっては一定の割合で起こるトラブルです。

　トラブルをある程度予測しておくことは、すみやかで適切な報告につながるため、術後のディスロッジは頭の片隅で意識しておくとよいでしょう。

体外式ペースメーカー取り扱い時のケアの注意点

体外式ペースメーカーは、**一時的に**ペースメーカーが必要な場合や、手術の日程までのつなぎのために使用するものです。通常、内頸静脈からペーシングのためのリードを挿入し、本体は体外で管理します。植込み型の恒久式ペースメーカーとは異なる注意点がいくつかあります（図4）。

■ 注意点① リードの脱落

植込み型のペースメーカーと異なり、体外式ペースメーカーは近いうちに抜くことを前提としていますので、**リードの先端は固定されず、心臓の壁に触れている**だけです。首を動かしたり、動き回れば容易にリードが脱落してしまうため、安静を余儀なくされることがほとんどです。安静にしていても脱落のリスクは高く、**モニター心電図を装着してペーシング不全やセンシング不全の出現がないかを観察**する必要があります。

理解力の低下した患者さんや認知機能の低下がみられる患者さんでは、自己抜去のリスクも高くなります。生命維持のための重要な機械の管理であるため、状況によっては抑制などが必要となる場合もあります。

■ 注意点② リード刺入部の感染

内頸静脈からリードが直接入っており、**刺入部からの感染リスクが高い**状態です。熱型の変化や刺入部の腫脹、発赤などがあった場合には感染が疑われます。そのため、清潔が保持されるような援助介入が必要となります。

図4 体外式ペースメーカーが植込み式ペースメーカーと異なる点

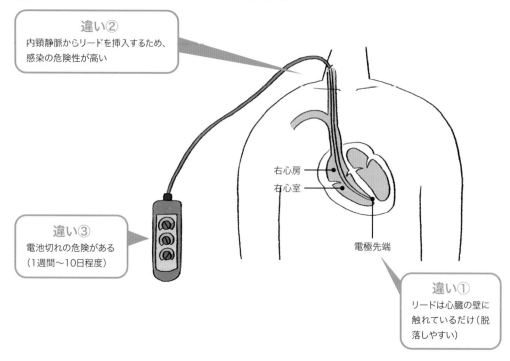

違い②
内頸静脈からリードを挿入するため、感染の危険性が高い

違い③
電池切れの危険がある
（1週間～10日程度）

右心房
右心室

電極先端

違い①
リードは心臓の壁に触れているだけ（脱落しやすい）

■ 注意点③　電池切れ

　体外式ペースメーカーは、一般の電池を使用して稼働しているものが多いです。機種にもよりますが、連続して使用できるのは1週間～10日程度です。安全を考えると、1週間以上の使用は電池切れのリスクが増してくるために、**長期使用の場合にはある程度のところで事前に電池交換をしておく必要があります。**

　電池が消耗してくるとランプでお知らせしてくれる機種が多いのですが、臨床工学技士にバッテリーの管理について確認しておく必要があります。

COLUMN　　体外式ペースメーカーのダイヤル

　植込み型の恒久式ペースメーカーは体内に植え込まれており、頻回な設定変更はしないことが前提となっています。もし、動作環境の設定や変更をする場合には専用の機器を植え込まれた本体に近づけて無線で調整し、本体にメモリーさせます。

　一方、体外式ペースメーカーは体外に本体があり、いつでもすぐに調整ができるように本体に設定用のダイヤルがついています。体外式ペースメーカーは緊急的に植え込まれ、そのまま恒久式ペースメーカー植込みまでの間、留置されることが多いです。リードも固定されておらず不安定であり、状況に応じて適宜設定を変更することもあります。

　体外式ペースメーカーのダイヤルには、主に①RATE(回数)設定、②OUTPUT(出力)設定、③SENSITIVITY(感度)設定があります。それぞれのダイヤルは図1のようになっており、患者さんの状態を考慮して医師が設定をします。

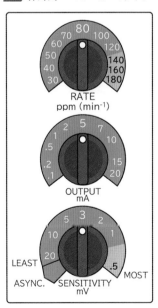

図1 体外式ペースメーカーのダイヤル

①RATEは最低限確保したい、50ppmや60ppmあたりで調整されることが多いです。ペーシングがしっかりされているかを確認するため、自己波が出ないように80ppmあたりで経過をみることもあります。

②OUTPUTは本体の刺激を心臓に伝えるための電気出力ですが、刺激が強すぎると横隔膜を刺激してしまいます。そうすると、横隔膜が痙攣し、しゃっくり症状(トゥイッチング)が起こることがあります。そのような場合は、OUTPUTを下げる必要があります。また、OUTPUTが高すぎると電池の消耗も早くなります。

③SENSITIVITYは心臓の自己脈を感知するための感度設定です。感度が低すぎると自己脈を感知せず、ペーシングの必要がないのにペーシングしてしまうアンダーセンシングが起きます。一方、感度が高すぎると自己脈がないのに自己脈以外の刺激を自己脈と感知してしまい、ペーシングしなくてはいけないのにペーシングしないオーバーセンシングが起きます。

　このように、①RATE、②OUTPUT、③SENSITIVITYを適切に設定することで、患者さんに合った生理的なペーシングができるのです。植込み型の恒久式ペースメーカーにおいても、この設定の原理は同様です。

ペースメーカー植込み患者のケア

ペースメーカー植込み患者の入院時の対応

ペースメーカーを過去に植込んだ患者さんが外来を受診したり、循環器以外の一般病棟に入院することは当然あります。ペースメーカーが植込まれているという話を聞いただけで、「どう対応してよいのかわからない」と感じることは多いと思いますが、慌てる必要はまったくありません。

結論から言うと、**特別に何かすることはありません。**

モニター心電図の装着の有無についても、今回入院した原因疾患の病態だけを考えて行えばよいです。入院時の病態が軽く、モニター心電図装着の必要がなければ、ペースメーカーが植込まれているからといってモニター心電図を装着する必要はありません。

ただし、外来や入院中の検査などを進めるうえで、ペースメーカーの状況を知っておく必要があります。ペースメーカーを植込んだ患者さんは、**ペースメーカー手帳を随時持ち歩くように指導を受けています**（**図1**）。

ペースメーカーを植込んでいる患者さんが外来受診や入院した際には、ペースメーカー手帳を必ず預かり、診察をする医師や検査を担当する他職種スタッフに手帳を見せる必要があります。

図1 ペースメーカー手帳の例

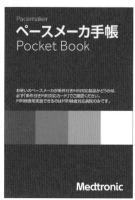

Pacemaker
ペースメーカ手帳
Pocket Book

お使いのペースメーカが条件付きMRI対応製品かどうかは、必ず「条件付きMRI対応カード」でご確認ください。MRI検査を実施できるのはMRI検査対応病院のみです。

Medtronic

（画像提供：日本メドトロニック株式会社）

ペースメーカー植込み患者の検査

ペースメーカー植込み患者が検査をするときには、ペースメーカーの設定を検査にかかわる全職種が理解しておく必要があります。通常、検査に伴ってペースメーカーの設定を変更することはありませんが、MRI検査ではこまかな対応が必要となります。

以前は、ペースメーカーを植込んでいる患者さんはMRI検査を受けることができませんでした。しかし、現在流通している機種のほとんどはMRI対応となっています。実際に検査をする際には、MRIの設定も含めて調整（ペーシングのみ、もしくはセンシングのみの設定への変更など）が必要となるため、「ペースメーカー手帳」の内容について申し送りを忘れないようにしてください。

また、検査は原則予約で行われ、医師や臨床工学技士、ペースメーカーのメーカーなどが立ち会って実施されます。検査後は、"設定変更が元どおりに戻されているか""ペースメーカーの動作異常がないか（脈拍数が設定値よ

り少なくないか）""植込み部分に熱傷のような症状がないか"を確認する必要
があります。

ペースメーカーそのものの不具合時の対応

ペースメーカーに不具合や誤作動の可能性があると、ペースメーカーの機
能が停止したり、正常に作動しなくなってしまうため、機器の調整や交換が
必要になります。このような場合にどのような対応がなされ、ナースはどう
すべきか、以下に解説します。

■ 不具合・誤作動への対応

ペースメーカーに根本的な不具合や誤作動の可能性が発見された場合、メ
ーカーは機器の出荷先を基本的に把握しているため、医療機関、医療関係者
ならびに販売代理店に情報が提供されます。そのため、対象の患者さんがい
ればメーカーから患者さんをフォローしている医療機関に連絡があり、患者
さんに対しては、基本的に主治医から連絡がなされることが多いです。

不具合のあるペースメーカーをすでに植込んだ患者さんがいる場合は、メ
ーカーが各患者のモードや設定を確認し、誤作動が起こりうる患者さんに対
しては、来院してもらい、**ペースメーカーのプログラムの修正**が行われた
り、修正が困難な場合は、機器の交換のために手術が行われることもありま
す。なお、修正等は医師の判断に基づいて行われ、実施された修正や交換の
有無についてはメーカーの確認がなされます。

未使用製品については、回収となることもあります。

■ ナースの対応

患者さんが**徐脈に陥る可能性があるため、意識消失など**に注意します。

ペースメーカー植込み患者から問い合わせがあった場合は主治医からの説
明が必要であり、ナースが安易に回答すべきではありません。

また、ペースメーカーを植込んでいるにもかかわらず、設定モードを下回
る脈拍数や、意識消失発作を認める患者さんがいた場合は、対象患者である
かどうかにかかわらず、患者さんの安静を確保したうえで12誘導心電図検
査を施行し、すみやかに医師に報告する必要があります。このような場合、
患者さんはペースメーカーを植込む前の状態（徐脈など）に陥っている可能性
があり、脈拍低下から意識消失に至ったり、心不全の発症・悪化や、最悪の
場合には死亡するリスクがあるため、観察を怠らないようにしましょう。

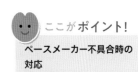

ここが**ポイント!**

**ペースメーカー不具合時の
対応**

● 主治医からの説明が必
要なため、ナースから
安易に回答はしない

● 患者さんの徐脈や意識
消失発作がないか注意
して観察する

植込み術後に病棟に来た患者さんのケアの注意点

ペースメーカーの植込み手術をした患者さんをみる場合には、いくつか気をつけなければならないことがあります。

■ モニター心電図管理

植込み直後からモニター心電図を装着して、波形の異常（ペーシング不全、センシング不全）がないかを確認します。植込み直後はリードが心臓の壁に安定して固定されておらず、**その間（およそ1週間）モニター心電図での観察が必要**となります。施設によって異なりますが、およそ1週間後にペースメーカーの異常がないことを機械で確認した後に、モニター心電図は不要となります。

■ 出血の確認

創部からの出血や血腫の有無を確認します。特に、手術直後はリスクがありますが、手術から数日して血腫ができることもあります。毎日、創部の観察を行う必要があります。異常がある場合はすみやかに医師に報告してください。

■ 感染徴候の確認

創部からの感染リスクは高いです。手術後は抗菌薬が投与されていますが、バイタルサインの変化や創部周囲の腫脹・発赤・熱感などの観察は必須となります。

■ 植込み側の安静

すでに述べましたが、植込み直後はリードが安定して固定されていないので、リードの先端が心臓の壁から脱落してしまうリスクが高いです。もし脱落が生じると、再び手術をしてリードを再固定しなければなりません。ある程度、腕の可動や姿勢によるペースメーカーやリード位置の変化に対応できるように、リードは少しゆとりをもって固定されていますが、位置の変化が大きければ対応できずに脱落してしまいます。

そうしたことを防ぐために、**数日間は植込み側の上腕をバンドなどで固定**することが多いです。一定期間が過ぎればリード脱落のリスクは低くなりますが、一般的に、リードが確実に固定されるまでは1～2か月かかるといわれています。退院後も植込み側の可動については、無理をしないような指導が必要となります。

ここが **ポイント！**

植込み術後の注意点

● 植込み直後はモニター心電図を装着して、波形の異常がないか1週間程度観察を行う

● 1週間後にペースメーカーの異常がなければモニター心電図管理は不要となる

ここが **ポイント！**

リードの脱落を防ぐために

● 数日間は植込み側の上腕をバンドなどで固定する

● リードが確実に固定されるまでは1～2か月ほどかかる

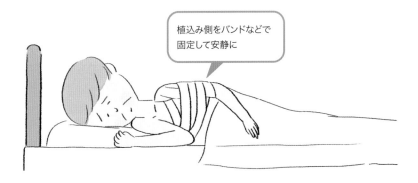

植込み側をバンドなどで固定して安静に

■ 呼吸状態の観察

めったにありませんが、ペースメーカー植込み手術の手技により、**気胸を発症するリスク**があります。呼吸状態の変化があった場合などは、特に気胸を疑わなければいけません。特に手術直後は、呼吸状態の変化に注意して観察する必要があります。

■ 心破裂

これもめったにありませんが、ペースメーカーのリード固定によって心臓の壁を突き破ってしまい、**心破裂**を起こすリスクがあります。その場合は血圧が低下し、患者さんが気分不快を訴えます。緊急性の高い合併症で、対応が遅れると死に至る可能性もあります。そのような異常があった際には、最優先で医師に報告して対応する必要があります。

入浴介助などの日常ケアでの注意点

■ 通常のケアは問題なし

入浴やシャワー、その他のケア、リハビリテーションや日常生活の援助において、特別にしなければいけないことはありません。**通常のケアを行ってだいじょうぶです。**

ただ、一点注意することがあるとすれば、**植込み側の上腕はあまり大きく動かさないほうがよい**ということです。

ペースメーカーは植込みをした本体からリードと呼ばれるコードが心臓まで伸びており、その先端が心臓の壁にくっついています。先端はスクリューのようになっていたり、返し針のようになっていて、容易に壁から剥がれないようにはなっています。それでも、**リードが強く引っ張られるような力が加わると、その先端が心臓の壁から剥がれて脱落してしまう可能性があります。**

通常の生活動作でリードの先端が脱落することはまずありませんが、**肩を大きく回したり、腕を大きく上げたりなどの動作は推奨されません。**

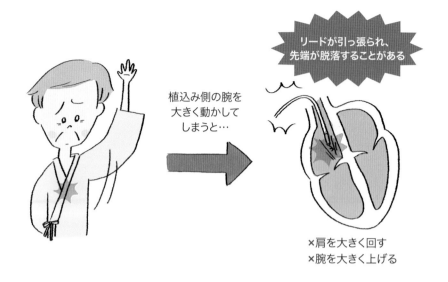

リードが引っ張られ、先端が脱落することがある

植込み側の腕を
大きく動かして
しまうと…

×肩を大きく回す
×腕を大きく上げる

ペースメーカー植込み患者の採血・血圧測定

■ 植込み手術直後の1か月は、植込み側での処置を避ける

ペースメーカーは、植込み側の鎖骨下静脈から心臓までリードが挿入されています。「ペースメーカーが植込まれている」と聞くと、なんとなく採血や血圧測定をどちらの腕でするべきなのか迷ってしまうかもしれません。ですが、採血や血圧測定に影響することはありませんので、**どちらの側で行ってもだいじょうぶ**です。

ただし、**植込み手術の直後1か月程度は植込み側での処置は避けたほうがよい**です。その後はリードの固定も安定しますので、血圧測定や採血などの処置で気にする必要はありません。

しかし、放射線検査や生理機能検査などでは影響があることがありますので、前述した「ペースメーカー手帳」を医師と臨床検査技師が確認できるようにしてください。

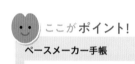

ここが **ポイント!**

ペースメーカー手帳

ペースメーカーを植込んだ患者さんが携帯しているペースメーカーの状況が記載されている手帳

LINK ペースメーカー手帳
p.100

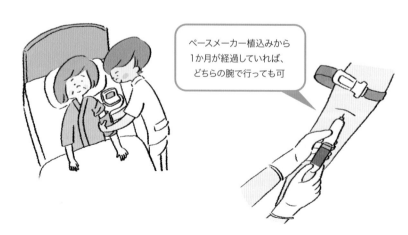

ペースメーカー植込みから
1か月が経過していれば、
どちらの腕で行っても可

■ ペースメーカーは、利き腕の反対に植込まれることが多い

　一般的にペースメーカーは、左側に植込まれることが多いです。その理由として、日本人は特に右利きの人が多く、利き腕と反対側に植込むほうが、腕の可動性も少なくペースメーカー本体やリード、あるいは使用した血管そのものへの影響が少ないことなどが挙げられます。

　ただし、**利き腕が左手であったり、血管が狭かったりなどの理由で右側に植込まれることもあります。また、小児においては、今後の成長による影響を受けないように上腹部に植込みが行われることがあります。**

ペースメーカー植込み患者の急変対応

■ 救命できれば、ペースメーカーはあとから対応可能

　ペースメーカーを植込んでいる患者さんが、心室頻拍（VT）や心室細動（VF）といった致死的不整脈になったときにどうしたらよいか迷うかもしれません。「除細動器をかけたいけれど、ペースメーカーが壊れない？」「胸骨圧迫をしたら、リードが脱落したりしない？」といったことを考えてしまうことがあります。

　ペースメーカーの有無にかかわらず、急変時の対応では**患者さんの救命が何よりも優先**されます。したがって、**ペースメーカーが挿入されていたとしても、救命措置については通常どおりに実施することが正解**です。その結果、ペースメーカーが故障したり、リードが脱落することもあるかもしれませんが、救命さえできていれば、後から対応可能です。

　何よりも救命を最優先してください!!!

LINK 心室頻拍（VT）　p.72
LINK 心室細動（VF）　p.74

😊 ここが**ポイント！**

ペースメーカー植込み患者の急変時の対応

救命を何よりも優先し、ペースメーカーが挿入されていたとしても、救命措置については通常どおりに実施する

■ 可能な場合、除細動器のパッドをペースメーカーからずらす

　ただし、除細動や自動体外式除細動器（AED）をかける際に、もしも余裕があれば、**ペースメーカーの本体から少しずらしたところに除細動のパドルやパッドを当てて実施**すると、故障を防ぐこともできるかもしれません。

　しかし、あくまで救命第一が原則です。

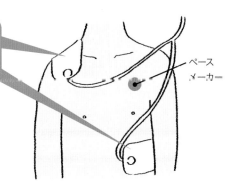

ペースメーカー本体から少しずらしたところにパッドを貼る（あくまで余裕があれば）

ペースメーカー

患者さんの日常生活の注意点

　基本的に、ペースメーカーを植込んだ患者さんは通常の日常生活を送ることができますが、いくつか気をつけなければならない事項があります。具体的には、**電磁干渉と運動**です。

　いくつか具体的な例を挙げて紹介します（**図2**）。

　表1に日常生活での機器の使用や活動の可否についてまとめました。

図2 日常生活の注意点

携帯電話

　ペースメーカーなどの植込み部位から携帯電話までを、**15cm以上離す**ことが推奨されています。

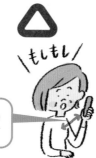

植込み部位から
15cm以上離す

筋刺激装置

　筋のマッサージ、トレーニングを目的とした刺激装置は、筋を刺激するために**10mA**程度の強力な電流が発生します。こうした電流により、ペースメーカーが誤作動を起こす危険があるため、これらの装置の使用は禁忌とされています。

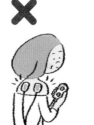
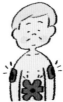

体脂肪測定などの機能がついた体重計

　体脂肪測定機能つきの体重計について、ガイドライン上での記載はありませんが、いずれのメーカーも**「ペースメーカーを挿入した患者さんは使用しないこと」**[1-3]としています。

　体脂肪測定は、体内に微量の電流を流すことで行われるために、ペースメーカーが誤作動を起こす可能性があります。

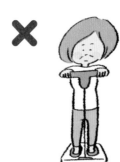

 ここが**ポイント！**

体脂肪測定機能つきの体重計はペースメーカーが誤作動を起こす可能性があるため使用しない

IH調理器

　植込み部位とIH調理器との距離を、50cm以上離すことが推奨されています。IH調理器は、調理終了か鍋類を調理器から離すと磁界発生を中止しますが、IH炊飯ジャーは炊飯終了後も磁界を発生し続けます。特に、ふたを開けてご飯をよそうときに磁界の影響を受けやすいため、**現実的には自分自身での使用は避けたほうがよい**とされています。

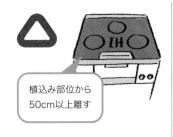

植込み部位から
50cm以上離す

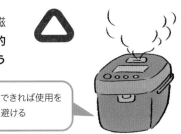

できれば使用を
避ける

電気自動車の充電など

　普通充電器であれば、ケーブルや充電器に密着しなければだいじょうぶですが、急速充電器は自身での使用を避け、設置場所には近づかないことが推奨されています[4]。

　電気自動車に乗ること自体には制限はありません。しかし、電気自動車も普通自動車も、エンジン（モーター）のかかった状態で、ボンネット内をのぞき込むことは避けるべきとされています。

　また、スマートキーシステムについては、自動車購入時に車内アンテナの位置を販売店に確認し、アンテナと植込み部位を22cm以上離せば問題ないとされています。

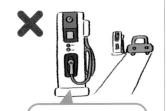

普通充電器であれば、
ケーブルや充電器に密着
しなければ問題ない

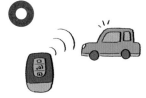

😊 ここが **ポイント！**

自動車のスマートキーは
車内アンテナの位置と植
込み部位を22cm以上離
す

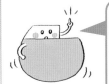

自身で車を運転することについての質問は比較的多いです。結論から言うと、**車の運転に制限はありません**。ただし、ペースメーカー挿入後に意識消失発作があった人は原則運転禁止となります。また、ICD（implantable cardioverter defibrillator：植込み型除細動器）やCRT-D（cardiac resynchronization therapy-defibrillation：両室ペーシング機能つき植込み型除細動器）と呼ばれる特殊なペースメーカーを植込んでいる場合は、原則運転禁止となります

全自動麻雀卓

卓の縁から30cm程度の距離を保つ必要があり、可能であれば使用を控えることが推奨されています。

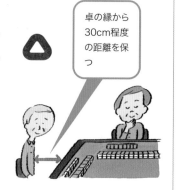

卓の縁から30cm程度の距離を保つ

:) ここが **ポイント！**

全自動麻雀卓は使用時に強い磁力が発生するため、できる限り使用を避ける

高電圧送電線

屋内外を問わず、地上では影響がないとされています。

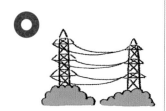

盗難防止ゲート

通過については、中央を立ち止まらずに通過するぶんには問題ありません。立ち止まったり、ゲート周辺で待ち合わせをしたりといったことはしないことが勧められています。

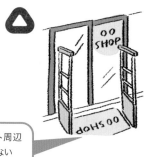

立ち止まったり、ゲート周辺で待ち合わせをしたりしない

電気毛布

使用に問題はありません。

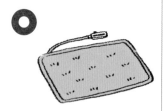

運動

レクリエーションレベルの軽い運動についての制限はありませんが、競技レベルや身体同士がぶつかり合うような運動、あるいはゴルフやテニス、水泳などの腕を大きく動かす運動については推奨されません。

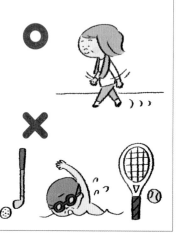

:) ここが **ポイント！**

運動の強度や運動時の姿勢に注意する。ペースメーカー本体を圧迫したり、リードに思わぬ損傷を与えるような運動は避ける

表1 日常生活での機器の使用や活動の可否

筋刺激装置の使用	不可
体脂肪測定などの機能がついた体重計の使用	不可
急速充電器による電気自動車の充電	不可
IH炊飯ジャーの使用	できれば避ける
全自動麻雀卓	できれば避ける
携帯電話の使用	注意
IHコンロの使用	注意
盗難防止ゲート	注意
電気毛布	問題なし
スマートキーシステムの使用	問題なし
高電圧送電線	問題なし
普通自動車・電気自動車の乗車・運転	問題なし
競技レベルの運動や、身体同士がぶつかり合うような運動、腕を大きく動かす運動	推奨されない
レクリエーションなどの軽い運動	問題なし

〈引用文献〉
1. 株式会社タニタホームページ：ペースメーカー等体内機器装着者の方へ.
   https://tanita.zendesk.com/hc/ja/articles/115015192667
2. パナソニック株式会社ホームページ：【体組成計】ペースメーカーを使っていますが、使えますか？.
   http://jpn.faq.panasonic.com/app/answers/detail/a_id/11250/`/
3. オムロン株式会社ホームページ：ペースメーカーを装着しています。使用は可能ですか？.
   https://www.faq.healthcare.omron.co.jp/faq/show/4163?back=front%2Fcategory%3Ashow&category_
   id=410& page=2&site_domain=jp&sort =sort_access&sort_order=desc
4. 合同研究班参加学会(日本循環器学会、他)：循環器病の診断と治療に関するガイドライン(2012年度合同研究班報告)ペース
   メーカ，ICD，CRTを受けた患者の社会復帰・就学・就労に関するガイドライン(2013年改訂版).
   https://www.j-circ.or.jp/cms/wp-content/uploads/2020/02/JCS2013_okumura_h.pdf
   (いずれも2022.12.1アクセス)

〈参考文献〉
1. 石田岳史監修，冨田晴樹，冨永あや子著：心電図教えてノート─チームでモニター事故を予防する！─. 中外医学社，東京，
   2015.
2. 渡辺重行，山口巌編：心電図の読み方パーフェクトマニュアル─理論と波形パターンで徹底トレーニング. 羊土社，東京，
   2006.
3. 合同研究班参加学会(日本循環器学会、他)：循環器病の診断と治療に関するガイドライン(2012年度合同研究班報告)ペース
   メーカ，ICD，CRTを受けた患者の社会復帰・就学・就労に関するガイドライン(2013年改訂版).
   https://www.j-circ.or.jp/cms/wp-content/uploads/2020/02/JCS2013_okumura_h.pdf(2022.12.1アクセス)
4. 医療情報科学研究所編：病気がみえるvol.2 循環器 第4版. メディックメディア，東京，2017.

リードレスペースメーカー

　植込み型の恒久式ペースメーカーには、ディスロッジだけでなく、創部感染やリード感染などのトラブルが起こる可能性があります。そうしたトラブルを克服したリードレスペースメーカーが開発され、2017年9月から保険適用となり、本邦でも使用されています。

　リードレスペースメーカーは、鉛筆ほどの太さで長さ2cm程度の小型のカプセルのような形態をしています（図1）。これを直接右心室に植込むことで、リードレスでの動作を行います。これにより、リード感染や創部感染のリスクが少なく、リードのディスロッジも起きません。

　また、従来のペースメーカーでは、ゴルフや水泳などの腕を大きく動かすような運動は制限されていましたが、リードレスペースメーカーにおいては、そのような制限もなくなります。さらに、体外からのペースメーカー植込みは肉眼的にはわかりませんので、美容上もメリットがあります。

　一方で、デメリットもいくつかあります。まず、現状では一度植込んだリードレスペースメーカーの取り出しはできないため、バッテリーが消耗した際（およそ10年）には追加で本体を留置することになります。また、留置の際の心室穿孔のリスクが高いため、注意が必要です。

　従来のペースメーカーもリードレスペースメーカーも一長一短があり、患者さんの生活背景なども十分に考慮したうえで適応を検討する必要がありますが、今後さらに開発が進んでいくのは間違いないと思います。特に、バッテリー切れの問題が解決されれば、その可能性は大きく広がるものと思われます。

図1　リードレスペースメーカー

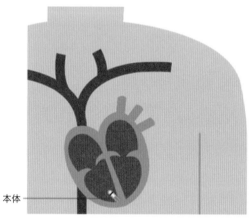

本体

（画像提供：日本メドトロニック株式会社）

本書で取り上げた不整脈の波形一覧

正常心拍数の不整脈

心房細動（AF）
➡p.28

**伝導比が2：1未満の
心房粗動（AFL）**
➡p.35

**伝導比が2：1以上の
心房粗動（AFL）**
➡p.53

心房期外収縮（PAC）
➡p.39

心室期外収縮（PVC）
➡p.41

**トルサード・ド・ポアント
（TdP）**
➡p.43

脚ブロック
➡p.45

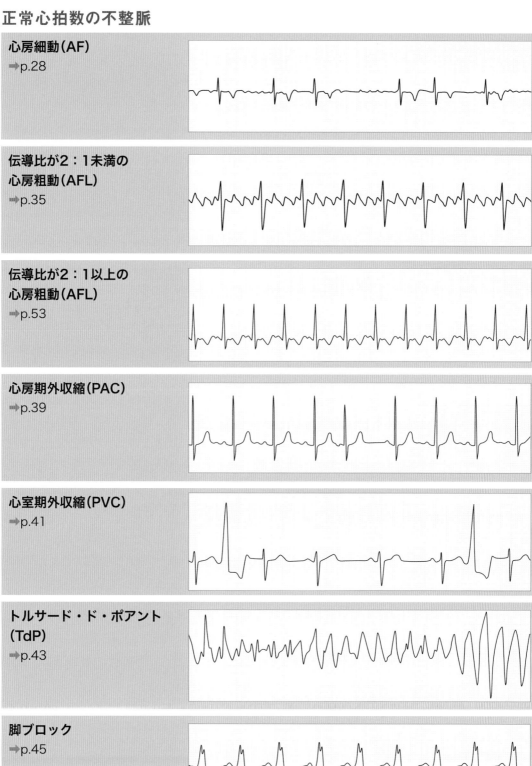

頻脈性不整脈

多源性心房頻拍（MAT）
➡p.51

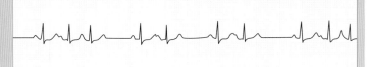

洞頻脈
➡p.55

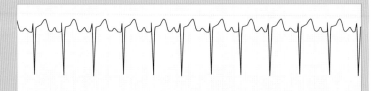

発作性上室性頻脈（PSVT）
➡p.57

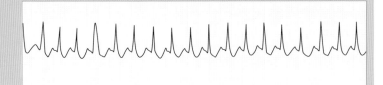

徐脈性不整脈

洞不全症候群（SSS）：洞徐脈
➡p.61

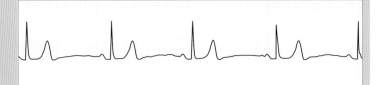

洞不全症候群（SSS）：洞停止・洞房ブロック
➡p.62

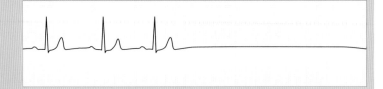

洞不全症候群（SSS）：徐脈頻脈症候群
➡p.64

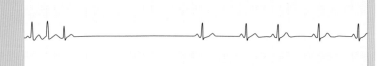

房室ブロック：Ⅰ度房室ブロック
➡p.66

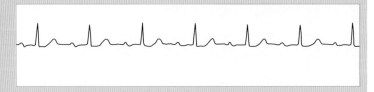

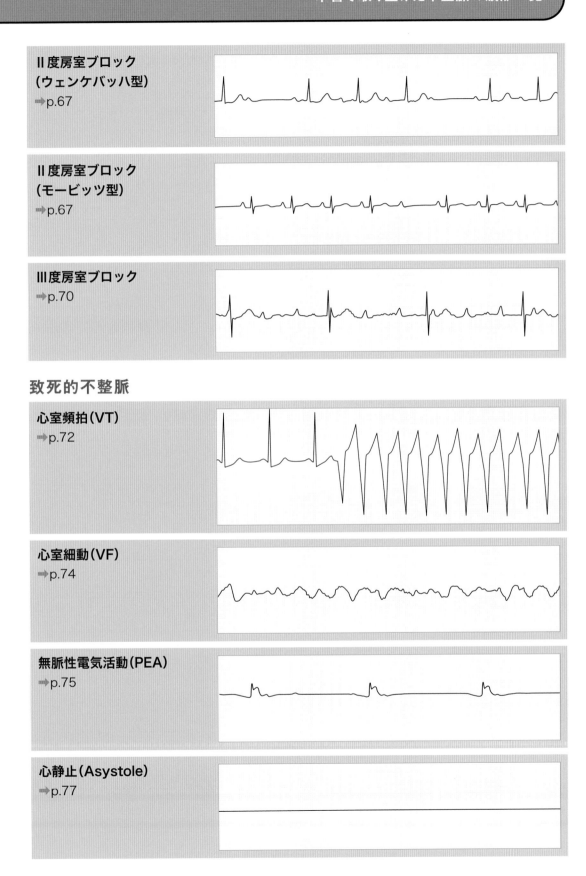

Ⅱ度房室ブロック
(ウェンケバッハ型)
➡p.67

Ⅱ度房室ブロック
(モービッツ型)
➡p.67

Ⅲ度房室ブロック
➡p.70

致死的不整脈

心室頻拍(VT)
➡p.72

心室細動(VF)
➡p.74

無脈性電気活動(PEA)
➡p.75

心静止(Asystole)
➡p.77

113

索 引

エキスパートナースコレクション

読んで動ける心電図

2023年4月2日　第1版第1刷発行	著 者	冨田　晴樹
	発行者	有賀　洋文
	発行所	株式会社　照林社
		〒112-0002
		東京都文京区小石川2丁目3-23
		電話　03-3815-4921（編集）
		03-5689-7377（営業）
		https://www.shorinsha.co.jp/
	印刷所	共同印刷株式会社

検印省略（定価はカバーに表示してあります）
ISBN978-4-7965-2584-8
©Haruki Tomita/2023/Printed in Japan